親と子の
はじまりを
支える

妊娠期からの切れ目のない支援とこころのケア

永田雅子 編著

遠見書房

はじめに

　親と子が出会い，家族としてのスタートを切る周産期という時期に，生まれたばかりの赤ちゃんも，親となったばかりの両親も，「からだ」と「こころ」に大きな変化を体験します。私たち自身が，この世に生を受けて生まれてくる赤ちゃんとしっかりと出会い，親となり，家族となっていく周囲の人たちを温かいまなざしでしっかりと支えていくことは，赤ちゃんと家族がもともと持っている力を最大限に引き出す大きな後押しとなります。一方で，社会の変化と医療技術の進歩は，親と子の出会いの風景を大きく変え，さまざまな心理的課題に直面しなければならないことも増えてきました。

　この周産期という時期に，心理の専門職がかかわり始めたのは，30年ほど前からのことです。ちょうど周産期医療全体が何よりも救命を最優先としていた医療から，子どもの発達と親子関係を支援していくことも大事な役割として位置付けるようになってきた時期でした。面会時間が緩和され，より早期から赤ちゃんのケアに家族もかかわってもらうようになっていく中で赤ちゃんの発達や家族のこころのケアを担う専門家である心理職が，NICUスタッフの一員として活動をするようになっていきました。そして，2011年に周産期医療体制整備指針で周産期母子医療センターに配置する職員として臨床心理士等の臨床心理技術者が位置付けられてからは，周産期医療で活動する心理職が全国で急速に増えていきました。現在では，総合周産期母子医療センターの約7割で，心理職が活動を行うようになり，NICUをはじめとした新生児医療の中では，当たり前のようにスタッフの一人として心理職がいる時代になりました。そして，妊娠中の母親のメンタルヘルスや，虐待の予防への関心が高まってきたことで，産科医療領域におい

ても心理職が活動をするようになり，その人数はこの数年で急速に増えてきています。

　一方でこの時期は，だれもが不安定にもなりやすく，心理臨床活動は，自らこころのケアを求めて心理職につながってきた人を対象にしたものだけではありません。心理職につながること，声をかけられること自体が，私は心配されるような状況なのかと不安を高めてしまうこともあるでしょう。誰のための，何のためのこころのケアなのかということを，通常以上に意識してかかわっていくことが求められると同時に，他の職種とともに，連携しながら活動をすることで，場自体を支えていくことも求められます。

　本書では，産科および NICU などの周産期医療領域で長く活動をしてきた心理職の仲間を中心に執筆をしました。この領域で働き始めたばかりの心理の専門職やこころのケアに関心のある医療スタッフ，地域の支援者の方にむけて知っておいてほしいいくつかのトピックスについて紹介をしています。それぞれの置かれた立場や周囲から求められることによってその活動の在り方は異なるものとなってきますが，こころのケアの基本は目の前の赤ちゃん，そして家族にしっかりと出会い，かかわっていくことであることは変わりません。少し立ち止まって考えてみる一助にこの書籍がなればと思っています。

　さて，2020 年からはじまった COVID-19 の感染拡大は，親と子が自然に出会うことさえ難しくさせてしまう事態を引き起こしました。感染対策のため多くの周産期医療機関で面会やケアの制限が行われるようになってしまった中で，改めて，私たちが赤ちゃんと家族の出会いをどう支えていくのか，という根本が問われたような気がしています。親と子が当たり前のように一緒にいて，時間を共に過ごし，お互いを知り，関わり合いの中で関係を育んでいくプロセスは，一朝一夕にできるものではありません。この

時期に出産となったことで，通常よりも高い負荷が家族にも赤ちゃんにもかかったことは間違いありません。それでも多くの家族と赤ちゃんはこの時期を乗り越え，力強く歩んでいかれていきます。一方でこれら感染拡大によるさまざまな制限や，医療的対応の影響がこれからどんな形で現れるのか意識を向けていかなければならないでしょう。

　これから生まれてくる赤ちゃんと，赤ちゃんと出会う家族が，よりよいかたちで歩んでいけるように，よりよい支援のあり方を多くの仲間とともに一緒に考えていきたいと思っています。

執筆者を代表して　永田雅子

目　　　　次

親と子の
はじまりを
支える

第1章

家族になること

永田雅子

　この本は，母親のおなかの中に生命が育まれ，出産し，新しい家族を迎えて，家族が歩みだすその最初のスタートの時期を取り上げています。そのことは生まれてくる子ども側からみてみると，この世に生を受け，母親の胎内で成長し，出産を通して外界の世界と出会い，適応していくそのスタートの時期ということができるでしょう。人が生命を受け，生まれてくること，その生まれてきた生命を育んでいく家族の機能は，昔から変わらない，人としての営みの一つです。一方で，子どもの誕生や，家族を取り巻く社会の状況は大きな変化を遂げてきました。かつては，赤ちゃんを授かること，出産すること，育っていくことは，私たちの力が及ばないところにあり，自然に任せるしかないことでした。子どもが欲しいと願っても，なかなか授からなかったり，妊娠・出産は母体のリスクを伴っていたりするものであり，無事子どもが生まれてきたとしても健康に成長していくとは限りませんでした。妊娠，出産，そして子育ては常に「生」と「死」が近接をしているものであったからこそ，妊娠・出産は喜びと周囲からの祝福に包まれたものであり，生後1週間後の命名式，100日目のお食い初め，七五三と，無事成長をしてきたことを祝う風習が昔から行われてきました。

　一方で，子どもが生まれたからと言って，親が親としての役割をすぐに取れるようになるかと言われればそういうわけではありません。自分とは別の命が，宿り，確かに育っていることを実感

し，自分が親として歩んでいくことを受け入れた時から，親として少しずつ育っていきます。

1．親になるということ

　親と子の関係は，出産してから始まるのではなく，おなかの中にいるころから，すでに始まっています。女性は，妊娠によって，自分ではない存在を体内に宿すという体験を通じて，心理的にも身体的にも親となることへの準備を整えていきます。母親は，自分の身の内に子どもを宿し，つわりをはじめとした身体の変化や，徐々におなかが膨らんでいき，胎動を感じるようになってくることで，まぎれもなく，そこに赤ちゃんがいることを実感していきます。多くの親は，おなかの中の赤ちゃんの状態を，胎動などを通じて，意図あるものとして読み取り，声をかけ，交流を楽しむようになっていきます。胎児も母親の声の強さや弱さ，抑揚，身体の緊張の強さや弱さなどを感知し，心拍数が増加したり，動きが多くなったりするなど，出産前から周りの環境の相互作用が生じてくることが明らかにされてきています（Gagnon et al, 1987）。また最新の研究では，妊娠中の母親の心身の状況が，胎内の赤ちゃんにも影響を与えていることもわかっています。妊娠中の母親に強いストレスがかかると子宮に送られる血流量が減ったり，ストレス・ホルモンの一つであるコルチゾールや副腎皮質刺激ホルモンが分泌されることで，赤ちゃんの胎動や心拍が減る，胎児の発育を抑制するなどの影響を与えていることも報告されるようになってきました。つまり，出産前の段階からそこには豊かなコミュニケーションが発生しているのです。母親がこの時期をストレスなく安定した状態を保てること，また胎内にいる赤ちゃんとの交流を支えていくことは，親と子の最初のスタートを支える大事な視点となっていきます。

　出産によって親と子は現実的に出会い，相互交流は，急速に双方向的になっていきます。出産したという高揚感と安ど感と，疲労感とさまざまな感覚がまじりあった瞬間であり，そうした状況の中で，生まれ出てきた赤ちゃんと出会うことになります。

　母親は出産前から出産後数カ月ぐらいの間は原初的母性的没頭（Primary Maternal Preoccupation；Winnicott, 1987）と呼ばれる状態で，関心が赤ちゃんに集中しており，その刺激に特別敏感となっているといわれています。Swain ら（2007）は，自分の赤ちゃんの顔の画像を見せられた時，出産後早期の母親は，脅威に対して反応する脳部位が有意に活性化しており，これは生まれたばかりの赤ん坊を守るためなのではないかと推察しています。また，出産後3〜4カ月には，自分の赤ちゃんの刺激を提示すると，報酬系と呼ばれる部位が活性化されることが明らかにされており，赤ちゃんの存在自体が母親の脳機能を刺激し，赤ちゃんの状態に応じたモードへと切り替えが行われたり，養育行動を持続させることに寄与していたりしていることもわかってきました（Kim et al, 2016）。

　また赤ちゃん自身も，周囲に注意を向け，親のかかわりを引き出す力をもって生まれてきています。従来，生まれたばかりの赤ちゃんは，未熟で，無力な存在として考えられてきましたが，現在では，出生直後から，外界からの刺激にたいして反応し，自分から働きかける能力を持って生まれてきていることがわかってきています。赤ちゃんは出生直後から人の顔を好んでみつめ，あやされるとむずかるのをやめ，話し掛けに身体の動きを使って反応し，能動的に周囲に働き掛けています（Brazelton, 1978）。つまり，赤ちゃんは身体や頭，目の動き，声など全身を用いて母親の注意を自分に引かせ，そうした動きや反応が，母親の子どもへの積極的な働きかけを引き出していきます。そこには生理的レベルと

感覚レベルでのやり取りが起こってきており，相互に働きかけ合いがおこることで，次第に深まっていきます（Klaus et al, 1995）。親と子，それぞれの要因が複雑に絡み合いながら，お互いの反応が引き出され，親としての発達と，子ども自身の情緒的な発達を支える基盤となっていきます。

　お母さんと赤ちゃんが温かく見守られ，ゆったりとした時間と場の中で生じてくるやりとりは，自然と（ある意味本能的に）お母さんから赤ちゃんにとって心地よく，わかりやすいかかわりで声掛けがなされ，赤ちゃんがそれに対して，波長をあわせるように反応し，そのリズムを壊さないかたちで，また母親がかかわるといったように，まるでオーケストラが奏でるようなリズムが生じています（Trevarthen, 1979）。

　多くの親は，誰からも教えられなくても，赤ちゃんから30センチから40センチぐらい離れた（ちょうど授乳のときの母親と赤ちゃんの顔の距離）目の焦点のあいやすい位置から赤ちゃんの顔を覗き込み，高い音程とピッチで声をかけ，ゆっくりと揺らすなど赤ちゃんが落ち着くやり方を身につけています。Papoušekら（1987）は，母親がゆったりと落ち着いて安心した気持ちで赤ちゃんとかかわったとき，自然と赤ちゃんにあわせた関わり方をすることができることを指摘しています。つまり，赤ちゃんとの関係に没頭する母親と，母親の養育行動を引き出そうとする赤ちゃんとの相互の働きかけによって，相互作用が展開されていきます。早期の母子のやりとりは，母親がリードしながらも，しっかりと赤ちゃんも母親の語りかけに同調して，コミュニケーションの一方の担い手として機能し，お互いの働きかけにより築かれていくのです。

　Winnicott（1987）は，「抱きかかえること（holding）」の重要性をといていますが，それは，単に身体的に抱っこをするとい

うことではなく，母親の関心が赤ちゃんに向いている状態で，赤ちゃんの要求にあわせて腕にくわえる力を調整し，赤ちゃんは母の息遣いや暖かさを感じて安心するというやり取りが行われてはじめて意味をもつと指摘しています。同様に，目の前にいる赤ちゃんに関心を向けた状態で，赤ちゃんのサインによって関わりを調整し，赤ちゃんとともにゆったりとした時間を積み重ねていくということは，赤ちゃんにとって未統合な状態を抱えてもらい，人とのやり取りの中で自分が落ち着くことができるという体験を積み重ねていくことにつながっていきます。子どもの発達を支えるケアと，親への心理的ケアは両輪であって，片方だけではうまくはいきません。親子のやり取りを支援するためには，親と子，両方を支えていくことが必要であり，親子が一緒にいて安心できる場の中で支えていくことが一番の支援となっていきます。

　Stern ら（1997）は，「母親になる」ことについて，心の体験を詳細に記述し，いくつかの変化を伴うことを指摘しています。それは，「娘」から「母」になること，他の女性たちに関心が向いてくること，夫への見方が変わること，新しい三者関係を作ること，赤ちゃんの命を守ること，認めてほしい気持ちが出てくること，感性の変化に気づくこと，自分の直感を受け入れること，赤ちゃんと仕事のバランスをとること，社会に新たな居場所を見出すこと，親族の中に新しい役割を見出すこと，新しい暦を刻むこと，自分の責任に気づくことなどの要素が母性に関わっていることであるとしています。そしてそれは母親だけでなく，父親も同様の変化を体験し，また，きょうだいも今までとは違う新たな関係を家族との間で築いていきます。つまり，赤ちゃんが生まれるということ，家族に迎えるということは，それまでの自分と，それまで自分を取り巻く家族をドラスティックに変えていく出来事となっていきます。その変化のプロセスを周囲からいかに支えて

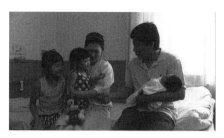

図 1-1

もらって乗り越えていくことができるかどうかが，その後の家族のメンタルヘルスや親子関係の在り方に多かれ少なかれ影響を与えていくことになります。

2．妊娠出産とメンタルヘルス

　生後数日から数週間にかけておこるマタニティブルーズは約半数のお母さんが体験すると言われており，ちょっとしたことに涙ぐんでしまったり，落ち込んでしまったりという軽い抑うつの状態に一時的に陥ります。マタニティブルーズは出産に伴うホルモンバランスの変化にも影響を受ける一過性のものであると言われていますが，それまでおなかの中に確かにいた赤ちゃんと物理的に分離し，赤ちゃんのいる生活に適応をしていかなければならないこの時期に精神的な不安定さを経験することはごく自然な心理的な反応ということもできるでしょう。この時期周囲に過敏となり，アンテナを張っている状態になることは，未熟で未分化な赤ちゃんのサインを受け止めることを可能にする側面があるのかもしれません。その一方で，孤立感や被害感を深めやすく，通常であれば気にしなくてもすむような周囲の言動にも，揺さぶられやすく，傷つきやすいのもこの時期です。

　また出産後数週間から数カ月の間に起こってくる産後うつ病は，

約 10％の母親が体験すると言われています（Yamashita et al, 2000; Brummelte et al, 2016）。統合失調症の初発・再発も他の時期に比べて多いとされており，女性の一生の中でも精神的に不安定になりやすい時期となります。なかでも産後うつ病は，その頻度の高さと，子どもの発達や母子の相互作用への影響が大きいこと（Field et al, 1985; Murray et al, 2003），重症化すると，自死や嬰児殺しにつながることもあり，その予防や支援の体制が整えられてきました。

　産後うつ病の要因として，うつ病の既往の他，サポートの不足（Nakano et al, 2020）や，新生児集中治療室（The Neonatal Intensive Care Unit ; NICU）に子どもが入院となること（Bonacquisti et al, 2019）など妊娠・出産のリスク体験も悪化の要因の一つとされています。一方で，妊娠が思うような経過とならなかったり，赤ちゃんが NICU に入院となったりする事態に遭遇した時に，どうしようもできない現実を受け止めていくまでに，一時的に落ち込み抑うつ状態になるのは自然のこころの動きです。守りの弱くなるこの時期に，当たり前に生じてくる揺れを，何重にも抱えられて乗り越えていくことができるのか，周囲の対応により，傷つきを抱えてしまうのかはその後の親子の歩みに少なからず影響を与えていきます。

3．現代社会における妊娠・出産を取り巻く状況

　1970 年代までは，男女ともに今ほど大学への進学率は高くなく，また女性の就業率も低かったことから，20 代半ばには結婚をし，親となることが少なくありませんでした。一方で，2009 年には大学の進学率は 50％を超えるようになり（文部科学省，2021），2019 年には男女ともに，生産年齢人口（15 歳〜 64 歳）の 70％以上が就業をするようになってきています。そうした社会の変化

の中で，日本では，晩婚化がすすみ，令和3（2021）年の人口動態統計によれば，2021年の初婚年齢は男性31.0歳，女性は29.5歳となっています。仕事を始めてある程度キャリアを積んできた時期と，出産の時期のバランスを考える時代となり，母親の初産年齢は30.9歳と，1985年の26.7歳に比較し，4歳上昇し，35歳以上ではじめて出産する高齢出産はその割合が増えてきています。

　こうした流れもあり，これまで「授かりもの」と言われていた子どもは家族計画のもと「つくる」ものと意識されるようになってきました。晩婚化の影響もあり，通常の夫婦生活を送っても妊娠できない不妊のカップルは5.5組に1組（国立社会保障・人口問題研究所, 2015）と言われ，少子化も進んできています。そうした中，不妊治療が一般的に行われるようになり，2022年からは一部の治療については保健診療で行われることになりました。生殖補助医療（assisted reproductive technology:ART）で生まれてくる子どもは，2017年には56,617名と出生数の5％を超え（日本産科婦人科学会，2019），一つの選択肢としてとらえられるようになっています。一方で，医療技術が進歩した今でも，生殖補助医療での妊娠率は高くはなく，長期にわたる治療を余儀なくされることもあり，身体的・経済的・心理的負担がかかることには変わりはありません。また自然流産は約8〜15％（周産期医学編集委員会，2016），死産1.97％新生児死亡は0.08％（厚生労働省，2022）であり，妊娠中あるいは出生直後に亡くなってしまう赤ちゃんもいます。

　また胎児診断の進歩により，妊娠の早い段階から，おなかの中にいる赤ちゃんの状態を把握できるようになってきました。胎児診断は，従来"生"のための技術であり，赤ちゃんにできるだけ早く必要な治療ができるようにと開発がされてきました。その一

方で，生育限界といわれる在胎 22 週までにその疾患が分かった場合，人工妊娠中絶を選択することもあるのが現状です。生まれてくるのが当たり前のいのちだったものが，結果が陽性だとわかったとたん選択できる"いのち"かのようなメッセージが送られたり，結果を伝えるその言葉のニュアンスや周りの言動に胎内の子どもに対してネガティブなメッセージを感じ取ってしまうこともあるかもしれません。特に無侵襲で高精度といわれる新型出生前診断の NIPT（Non-Invasive Prenatal Genetic Testing）は妊娠のごく初期でおこなうことができ，2013 年に日本に導入されて以来，さまざまな議論を呼び起こしてきました。多くの親は，少しでも不安を取り除くために，胎児診断を希望されるかもしれません。しかし，陰性であっても，判明するのは一部の染色体以上だけであり，それ以外の疾患を持たないことを保証するものではありません。また同じ疾患を抱えていたとしても，100 人 100 通りの個性のある子どもたちがそこにはいます。これから胎児診断がより一般的におこなわれるようになってくるとことで，思いもかけず，"いのち"や"障害を抱えること"について問い直されることが増えてくるのではないでしょうか。そのことがその後の家族の歩みにどんな影響を与えることになるのか私たちはもっと考えていかなければならないのではないでしょうか。

　出生率が低下する中，2,500 g 未満で生まれてくる低出生体重児は出生数全体の 9.5 〜 9.7％で推移しており（厚生労働省，2019），赤ちゃんが何らかのリスクを伴って生まれてきた場合，出生直後に親子は分離され NICU に入院となります。NICU に子どもが入院となった場合，出産直後に親と子は治療のために引き離され，医療機器に囲まれた空間で親と子が出会うことになります。そこには，通常の出産とは違う親と子の歩みが存在しています。親は子どもが NICU に入院となったことに傷つき，また一方の子ど

もは未熟性が強く，相互作用の一方の担い手として十分に機能することはできません。経過の中で亡くなってしまう赤ちゃんもいれば，何らかの疾患をもったまま退院する赤ちゃんも存在しています。その中でどう親子の関係が育っていくプロセスや，子どもの発達を支えていくのかが問われるようになってきています。

　周産期は"いのち"が生まれ出るときであり，思いがけず自分のこころの内を見つめることになることも少なくありません。その時の思いは，あせることなく，そのあともこころの中に残り続けます。以前に比べて，周産期の場は親と子のこころを守るような体制がとられるようになってきました。一方で，前述のように妊娠・出産をめぐって意図せずこころを揺さぶられる体験に直面することが多くなってきています。その時その場でのこころのケアを丁寧におこない，二次的な傷つきを予防するようなかかわりが今まで以上に必要とされるようになってきているといえるでしょう。

4．家族の始まりを支えていくために

　欧米では出産は保健医療の対象ではないために，出産後 2 日程度で退院をする場合も少なくありません。一方で，日本では，通常の出産では 5 日間，帝王切開となった場合は 7 日程度入院となり，その期間の間に，母体の回復と，育児手技の習得に向けてのサポートを受けることになります。今では，希望されれば母子同室が出産後早い段階からできるようになり，父親の立ち合い分娩，出生後早期接触（いわゆる**カンガルーケア**），自律哺乳（赤ちゃんのペースにあわせて授乳時間を調整）などが，多くの病院で取り入れられるようになってきました。生後 5 日もしてくると，赤ちゃんも生まれてきた環境に慣れて適応し始め，母親の方も，赤ちゃんのいる生活のリズムに慣れてきて，一定の手技を習得して退

院をしていくことになります。

　また日本では古くから里帰り出産という風習がありました。また"床上げ"は1カ月後とされ，その間は母体の回復を優先させ，赤ちゃんの世話だけに集中し，家事を免除されていました。しかし，現在は，祖父母の世代も現役で働いていることが少なくなく，里帰りを希望されず，自宅に戻られる人も増えてきていますし，里帰りしても，日中は母子だけで過ごしているということもよく聞くようになりました。また母乳に関しての考え方や，抱っこをすること，離乳食を与えることなど，祖父母の世代と親の世代ではよいとされること自体が異なるものとなってきており，十分なサポートを得られなくなってもきています。SNSの進歩により，さまざまな情報にアクセスできるようになってきましたが，何が正しいのか，はっきりとした指標があるわけではありません。また，今は，赤ちゃんをいつ産むのか産まないのか，出生前診断をするのかしないのか，リスクが判明したらどうするかなど，いくつもの選択が迫られ，立ち止まって考えなければならないような状況が生まれてくるようになってきました。

　Papoušekら（1987）は，人にはもともと赤ちゃんにあったかかわりをおこなうことができる「直観的育児行動」をそなえていると指摘しました。親が，ほっと安心した気持ちで赤ちゃんとの関係に没頭し，赤ちゃんのメッセージを受け止めながら関わりを微調整していくことができたとしたら，赤ちゃんの育ちに支えられ，親も親として育っていくことができます。しかし，現在の子育てを取り巻く状況は，親が何も考えず赤ちゃんとのかかわりを楽しむことができにくくなっているのかもしれません。

　現在は，妊娠期からの切れ目のない支援がもとめられるようになり，地域や産科医療機関など，さまざまな場で，親子の始まりから支援をしていく体制が整えられるようになってきました。親

と子の組み合わせはさまざまなバリエーションが存在しています。親のかかわりを引き出していく力をもっている赤ちゃんが親を育てていくこともあれば，赤ちゃんのメッセージにあわせてより適切にかかわることのできる親が赤ちゃんの育つ力を引き出していくこともあるでしょう。親と子と，そしてその関係性をきちんとアセスメントすることはもちろんのこと，周囲の家族がどう機能できるのか，また，地域に活用できる資源は何があるのか，それぞれが何ができて何ができないのかも含めて包括的なアセスメントを行い，親と子にとって必要なタイミングで，それぞれの家族にあわせた支援を届けていくことが何よりも必要となっていきます。

文　　献

Bonacquisti A, Geller, PA, Patterson CA（2019）Maternal depression, anxiety, stress, and maternal-infant attachment in the neonatal intensive care unit. Journal of Reproductive and Infant Psychology, 4; 1-14.

Brazelton TB（1978）The Brazelton Neonatal Behavior Assessment Scale: introduction. Monographs of the Society for Research in Child Development, 43(5-6); 1–13.

Brummelte S & Galea LA(2016)Postpartum depression: Etiology, treatment and consequences for maternal care. Hormones and Behavior, 77; 153–166.

Field T, Sandberg D, Garcia R, et al（1985）Pregnancy problems, postpartum depression, and early mother-infant interactions. Developmental Psychology, 21(6); 1152-1156.

Gagnon R, Hunse C, Carmichael L, Fellows F, & Patrick J(1987)Human fetal responses to vibratory acoustic stimulation from twenty-six weeks to term. American Journal of Obstetrics and Gynecology, 157(6); 1375–1381.

国立社会保障・人口問題研究所（2015）第15回出生動向基本調査（結婚と出産に関する全国調査）. https://www.ipss.go.jp/ps-doukou/j/doukou15/doukou15_gaiyo.asp

Kim P, Strathearn L, & Swain JE（2016）The maternal brain and its plasticity in humans. Hormones and Behavior, 77; 113–123.

Klaus MH, Kennel JH, & Klaus PH（1995）Bonding: Building the Foundations of Secure Attachment and Independence. Perseus Publishing, New York.（竹内徹他訳（2011）親と子のきずなはどうつくられるか．医学書院．）

厚生労働省（2019）第1回妊産婦にかかる保健・医療体制に関する検討会．https://www.mhlw.go.jp/content/12401000/000479245.pdf（2022年8月20日取得）

厚生労働省（2022）令和3年（2021）人口動態統計月報年計（概数）の概況．https://www.mhlw.go.jp/toukei/saikin/hw/jinkou/geppo/nengai21/dl/gaikyouR3.pdf（2022年8月20日取得）

文部科学省（2021）令和3年度学校基本調査（確定値）の公表について．https://www.mext.go.jp/content/20211222-mxt_chousa01-000019664-1.pdf（2022年8月20日取得）

Murray L, Cooper P, & Hipwell A（2003）Mental health of parents caring for infants. Archives of Women's Mental Health, 6 Suppl 2; S71–S77.

Nakano M, Sourander A, Luntamo T, Chudal R, Skokauskas N, & Kaneko H（2020）Early risk factors for postpartum depression: A longitudinal Japanese population-based study. Journal of Affective Disorders, 269; 148–153.

日本産科婦人科学会（2019）平成30年度 倫理委員会 登録・調査小委員会報告（2017年分の体外受精・胚移植等の臨床実施成績および2019年7月における登録施設名）．日本産科科学会雑誌，71(11); 2509-2573.

日本産科婦人科学会（2019）2019年ARTデータブック（不妊治療による出生率等のデータ）．https://plaza.umin.ac.jp/~jsog-art/2019data_202107.pdf（2022年8月20日取得）

Papoušek H, & Papoušek M（1987）Intuitive parenting: A dialectic counterpart to the infant's integrative competence. In: Osofsky JD (ed): Handbook of Infant Development, 2nd ed. John Wiley & Sons, New York, pp.669-720.

周産期医学編集委員会（2016）周産期医学必修知識，第8版．周産期医学，46.

Stern DN, & Stern NB（1997）The Birth of A Mother: How the Motherhood Experience Changes You Forever. Basic Books, New York.（北村婦美訳（2012）母親になるということ：新しい「私」の誕生．

創元社.）

Swain JE, Lorberbaum JP, Kose S, & Strathearn L（2007）Brain basis of early parent-infant interactions: Psychology, physiology, and in vivo functional neuroimaging studies. Journal of Child Psychology and Psychiatry, and Allied Disciplines, 48(3-4); 262–287.

Trevarthen C(1979) Communication and Cooperation in Early Infancy: A Description of Primary Intersubjectivity. Before speech. Cambridge University Press.（鯨岡峻編訳，鯨岡和子訳（1989）母と子のあいだ—初期コミュニケーションの発達．ミネルヴァ書房，pp.69-101.）

Winnicott DM（1987）Babies and Their Mothers. Addison-Wesly Publishing & Company.（成田善弘・根本眞弓訳（1993）赤ん坊と母親．岩崎学術出版社，pp.15-26, pp.45-59.）

Yamashita H, Yoshida K, Nakano H, et al(2000)Postnatal depression in Japanese women: Detecting the early onset of postnatal depression by closely monitoring the postpartum mood. Journal of Affective Disorders, 58(2); 145-154.

第2章

おなかの中に赤ちゃんを宿すということ
──妊娠期のこころのケア

1．産科でのこころのケアのポイント

永田雅子

　赤ちゃんにどれだけ意識をむけているかによって差はあるものの，おなかの中に赤ちゃんがいることを受け止めた瞬間から，母親は赤ちゃんとの間で心理的な交流を始めています。また父親も，パートナーのおなかの中にまぎれもない自分の子どもがいるということを実感として受け止めたあと，母親へのケアを通して，またおなかの中の赤ちゃんへの声掛けやかかわりを通して，交流を始めていきます。妊娠期の場合，妊娠している女性が援助の対象と考えられがちですが，お父さんとなっていくパートナーや，きょうだいたちも，新しい家族を向ける準備を整えていかなければなりません。

　赤ちゃんをおなかに宿し，出産をすることは，身体だけではなく，さまざまな変化や状況に対応していかざるを得ず，だれもが戸惑いや不安を抱える時期です。これまで健康に適応的に過ごせていた人も，足元が揺らいでしまうような瞬間を体験することは少なくありません。近年，妊娠中の母親のメンタルヘルスや，虐待予防への関心が高まり，産科領域でのこころのケアへの関心が高まり，心理職が活動をすることも増えてきました。その一方で，

対象となるのは，おなかの中に赤ちゃんを抱えた妊産婦であり，自らこころのケアを求めて専門職につながってくることはあまりありません。それは，妊娠・出産は喜ばしいこととされ，周りが赤ちゃんの存在を祝福しているなかで，そのことに戸惑いを感じたり，不安を感じていたりすること自体が，罪悪感をもちやすく，また，周囲のからも妊娠に伴う身体変化の影響ととらえられやすいことが影響をしています。しかし，妊娠中からこころのケアを行っていくことは，妊娠中のメンタルヘルスを良好に保ち，生まれてくる子どもとの出会いをより良い形で迎えることができることにつながります。また，妊娠中から気にかけているというメッセージを伝えること，妊娠をすることで温かいサポートを得ることができるという体験は，出産後に支援がはいるよりも，支援を受け入れやすく，子育てのプロセスをより早期から支えていくことにつながっていきます。

　ここ数年，周産期領域では，早期に産後うつなどの精神疾患や育児困難のリスクを把握し，支援を届けることが重要視されてきています。メンタルヘルスケアを中心としたポピュレーション・アプローチ，より高いリスクのある人に働きかけを行うハイリスク・アプローチは必要な体制ですが，母子への基本的な視点として，まず目の前にいる母子を見守る温かなまなざしが大切です。評価の視線を感じ取ったり，指導的な雰囲気を感じ取ったりした途端，自分がダメだと思われているのではないかと身構えたり，安心してもらえるように気丈に振る舞うことで，自分を守ろうとするかもしれません。

　また，目の前にいる母親だけではなく，お腹の中にいる赤ちゃんも常に，こころを持った存在として考えていくことが必要です。特に妊娠中は，母親は自分の身に宿していることが影響し，一体感が強く，自分の中にいるその存在を周りがどう受け止めている

のかに敏感になっています。目の前にいる母親と，母親が身に宿しているおなかにいる赤ちゃんの両方に温かいまなざしをむけていることが，実は一番大事な支えとなっていきます。

　また，この時期は，精神的な不安定さを呈しやすく，精神科疾患を発症したり，症状が悪化したりすることも他の時期に比べて少なくないといわれています。産後の一過性の精神的な不安定さの場合は，周囲からの支えと見守りによってその時期を超えていくことができますが，家事や育児に支障をきたしていたり，自殺念慮がある，あるいは精神科疾患の発症が疑われる場合，投薬治療も含めて精神科治療が優先されます。一方で，精神科的受診の提案自体が，「自分はそんなに弱いのか」と不安や傷つきを強め，かえって支援を受け入れ難くしてしまう場合もあるので注意が必要です。

　今が何を優先されるのかをアセスメントをしながら，必要なタイミングで必要な支援につなげていくことが大事なこととなっていきます。その基盤となってくるのは，周産期は，誰もが不安定で過敏になりやすい時期であるということを支援者が意識をしっかりとしておくこと，周りからの何重にもわたる見守りの中で，まずは，赤ちゃんとの出会いや関わりを支えていくという姿勢が何よりも必要です。この時期のこころのケアは，母子を支える "器" のような存在として，さまざまな思いを受け止め，守りとして機能していくことが大切です。そして，そのうえで，多職種，多機関が連携し，次の支援へとつなげていく橋渡し的な機能が求められていくといえるでしょう。

　近年では，産科領域においても心理職が活動をすることが増えてきました。一方で，一次的支援は，助産師など医療スタッフが行うことが多く，心理職が妊産婦すべてにかかわることはありません。外来診療や病棟で入院している状況で主治医や助産師から

相談を受ける場合や，精神科リエゾンチームなど多職種チームの一員として介入依頼を受けて関わる場合など，依頼の経緯や介入のタイミングはさまざまで，また，心理職の所属先が，病院なのか地域なのか，病院のなかでも，産科や周産母子センターなのか，精神科などの他部署なのかによってもかかわり方が異なってくるでしょう。また所属する機関や部署に課せられている役割によっても，立場や役割，アプローチの仕方やかかわり方も違ってきます。一方でこの時期のこころのケアの基本は，赤ちゃんと家族の関係が始まるそのスタートを支えることであることには変わりはありません。どういう立場であったとしても，家族と赤ちゃんが出会い，赤ちゃんとの関係を紡いでいくプロセスをそっと暖かく包み込むように支え次の支援に橋渡しをしていくことが役割の1つとなっていきます。

2．妊娠中の経過

高橋由紀

　WHO（世界保健機関）によると，妊娠期間の定義は，最終月経開始日から起算して280日とされます。月経周期28日（4週）を妊娠暦の1カ月と定め，妊娠持続を10カ月（40週）とし，満40週0日が分娩予定日になります。妊娠期間は，妊娠初期（〜13週6日，14週未満），妊娠中期（14週0日〜27週6日），妊娠後期（28週以降）と3つの時期に分けられます（図1）。
　一般的には超音波検査で胎児の頭殿長（CRL；胎児の頭から臀部までを直線で測定した長さ）から分娩予定日を決めます。妊娠成立後，母体は胎児を体内で成長させていきますが，胎児の発育について，妊娠10週未満を胎芽期とよび，中枢神経系や心臓は5

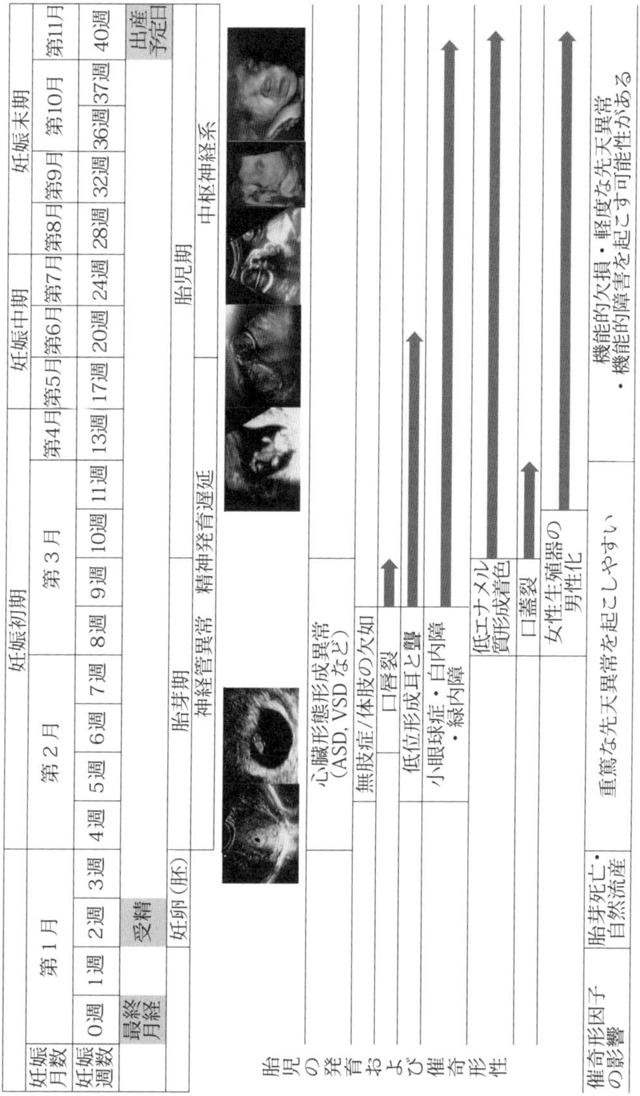
妊娠月数
妊娠週数
妊娠初期
妊娠中期
妊娠末期
第1月
第2月
第3月
第4月
第5月
第6月
第7月
第8月
第9月
第10月
第11月
0週
1週
2週
3週
4週
5週
6週
7週
8週
9週
10週
11週
13週
17週
20週
24週
28週
32週
36週
37週
40週
最終月経
受精
出産予定日
妊卵（胚）
胎芽期
胎児期
神経管異常
精神発育遅延
中枢神経系
胎児の発育および催奇形性
心臓形態形成異常（ASD, VSD など）
無肢症/体肢の欠如
口唇裂
低位形成耳と聾
小眼球症・白内障・緑内障
低エナメル質形成着色
口蓋裂
女性生殖器の男性化
催奇形因子の影響
胎芽死亡・自然流産
重篤な先天異常を起こしやすい
機能的欠損・軽度な先天異常・機能的障害を起こす可能性がある

図 2-1

週頃より形成が開始される時期となります。続いて，肺，目，耳，手足など，11週頃までにおおよその器官形成がなされていきます。したがって，胎芽期は，薬剤や放射線などの催奇形因子で奇形のリスク上昇となる時期と言われます。

　母体においては，妊娠初期には，プロゲステロンやエストロゲン分泌の上昇に伴い，胸やけや便秘，頻尿，つわり症状が出現する時期であり，心身ともに不安の大きい時間を過ごします。妊娠15週頃には胎盤が完成し，体調も落ち着く場合が多く，いわゆる「安定期」に入ります。妊娠中期に入ると，妊婦は内分泌変化環境に適応するとともに，妊婦自身が胎動（初産婦20週頃，経産婦16週頃）などを契機に母親になる実感を有し始め，妊娠を受容していく段階と言われます。この時期の胎児は，20週で体長約25cm，体重約310g程度に成長し，妊婦健診時の超音波検査により外生殖器による男女差もわかるようになります。

　妊娠後期には，妊婦の腹部の増大が顕著となり，再び，胸やけや息苦しさ，こむら返り，頻尿などに悩まされながら，分娩への関心と不安を高めていく時期と言われます。この時期の胎児は，妊娠32週で体長約40cm，体重約1,800g程度に成長し，34週頃には肺が成熟し，NICU管理がなくとも胎外生活が可能となります。37週0日からが正期産となり，42週以降は過期産と定義されています。現在の日本人男児の平均体重は3050g，女児は2,960gですが，年々，出生体重は低体重化が進んでいます。

　現在の日本では晩婚化，妊娠出産の高齢化にともない，5.5組に1組のカップルが不妊症に悩んでいると言われています（国立社会保障人口問題研究所，2015）。「不妊」とは，妊娠を望む健康な男女が避妊をしないで性交をしているにもかかわらず，一定期間妊娠しないものをいいます。この「一定期間」について「1年というのが一般的である」と定義されています（日本産婦人科学

会）。男女とも加齢により妊娠が起こりにくくなることが知られているほか，不妊の原因として，女性側因子，男性側因子，あるいはその両方にある場合があり，その割合は同程度と言われています。

　排卵と受精を補助する方法には，タイミング法，排卵誘発法，人工授精，そして体外受精などの生殖補助医療（ART）があり，順番にステップアップして行われることが多いです。ART とは，体外受精（IVF）・顕微授精（ICSI）・凍結融解胚移植の総称です。この治療進歩はめまぐるしく，2016 年度は 18 人に一人が体外受精での出産児となっています。ART は高度な医療のため，高額な自費治療でしたが，2021（令和 3）年より，特定不妊治療（体外受精および顕微授精）に要する費用の一部女性について，助成対象が拡充されました。加えて，治療開始後は，女性のほうが男性に比べて通院や身体的な負担が高いこと，そして，不妊治療は，妊娠・出産まで，あるいは，治療をやめる決断をするまで続きます。年齢が若いうちに治療を開始したほうが，1 回あたりの妊娠・出産に至る確率は高い傾向がありますが，「いつ終わるのか」を明らかにすることは困難です。治療を始めてすぐに妊娠する場合もあれば，何年も治療を続けている場合もあります。

　最新の報告では，治療初期にある女性 500 名のうち 54％に軽度以上の抑うつ症状を認め，20 代においてはその傾向は顕著であり 78％に軽度以上の抑うつ症状を有していることが示されています（Kato et al, 2021）。また，子どもを 1 人産んでいれば不妊ではないというわけではなく，2 人目の子どもの出産に向けて不妊治療をしているという場合もあります。したがって，不妊治療を受ける夫婦に対して，二人で診療を受けること，常に二人で話し合い，夫婦の決定を支えていくことが必要です。

文　　献

有森直子編 (2020) 母性看護学 I　概論 [第 2 版]：女性・家族に寄り添い健康を支えるウィメンズヘルスケアの追求．医歯薬出版．

Kato T, Sampei M, Saito K, Morisaki N, & Urayama KY (2021) Depressive symptoms, anxiety, and quality of life of Japanese women at initiation of ART treatment. Scientific Reports, 11(1); 1-8.

厚生労働省 (2022) 不妊治療に関する支援について（令和 4 年 8 月 1 日時点版（概要版））．https://www.mhlw.go.jp/content/20220801gaiyou.pdf（2022 年 9 月 8 日取得）

国立社会保障・人口問題研究所 (2015) 第 15 回出生動向基本調査（結婚と出産に関する全国調査）．https://www.ipss.go.jp/ps-doukou/j/doukou15/NFS15_reportALL.pdf（2022 年 9 月 8 日取得）

日本産科婦人科学会・日本産婦人科医会産婦人科 (2020) 診療ガイドライン―産科編．https://www.jsog.or.jp/activity/pdf/gl_sanka_2020.pdf（2022 年 9 月 8 日取得）

日本産科婦人科学会 (2018) ホームページ：不妊症．https://www.jsog.or.jp/modules/diseases/index.php?content_id=15（2022 年 9 月 8 日取得）

政府統計の総合窓口 (2020) 人口動態調査．e-stat.go.jp（2022 年 9 月 8 日取得）

3．妊娠中に生じやすい症状や病気

高橋由紀

1）母体の長期入院

　妊娠期は大きな支障なく過ごせる女性もいれば，さまざまな体調の変化により長期入院を余儀なくされる方もいます。

　妊娠初期に入院の原因となる可能性が症状や合併症として，妊娠悪阻があります。つわりは妊娠 5，6 週頃から症状が出現しますが，多くは一過性で妊娠 12 週から 16 週頃までに自然に消失します。このつわり症状が悪化し，嘔吐を頻回に繰り返し，尿中ケト

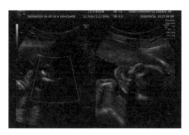

図 2-2

ン体陽性，5％以上の体重減少を認めた場合を妊娠悪阻といいます。妊娠悪阻では，女性は入院し，心身の安静，脱水，飢餓に対する治療を行います。妊娠悪阻により妊娠の中断を希望する場合がありますが，その根底には，不眠や抑うつ症状，社会的な要因が背景にある場合もあり，丁寧な関わりが必要です。また，最新の研究では，入院治療を必要としないつわりであっても，社会的な支援の有無や心身の QOL（Quality of Life）に影響することが報告されており，悪阻やつわり症状の回復と精神面の回復状況を観察していく必要があります。

　妊娠初期から後期にわたり，切迫流産，切迫早産による入院治療は起こる可能性があります。流産については次の章で述べます。22 週から正期産の 37 週までの間に分娩となる早産は約 5 〜 6 ％の頻度で起こります。早産の背景としては絨毛膜羊膜炎などの感染や頚管無力症，多胎妊娠などがあり，早期陣発，前期破水などにより一気に分娩が進行してしまいます。これらを防ぐため，安静治療や子宮収縮剤の投与などが行われます。

　妊娠中期から末期に起こる異常妊娠で，前置胎盤など母体の胎盤異常があり，入院管理となることがあります。これらの胎盤異常により，胎児の発育不全，妊娠高血圧症候群や感染，炎症による前期破水などが起こりえます。これらの産科合併症は全妊産婦

の54.8％に経験されることが統計上明らかになっていますが，その発生頻度は2001年以降横ばいとなっています。しかしながら，妊産婦死亡率は，母体年齢の増加に伴い上昇し，40歳以降では20歳代前半の4.7倍であることや，脳出血，心・大血管疾患などによる間接産科的死亡の割合が，35歳以上の妊婦によって3割近くを占めることも報告されています。

　近年においては，母体の身体的な妊娠期に起こりやすい病気以外に，産前・産後のメンタルヘルスについて，妊婦である女性だけでなく，パートナーである父親にも焦点が当たるようになってきました（第2章4参照）。

　また，異常妊娠の要因が胎児側にある場合もあります。胎児の疾患が明らかとなっている，染色体異常の疑いがある場合で経過を見ながら分娩の時期を検討することもあり，入院管理となる場合があります。

2）胎児診断

　すべての新生児のうち3〜5％は何らかの異常をもって生まれます。出生前診断は，胎児の異常を診断することで，出生後の早期治療や予後の改善，また生まれてくる赤ちゃんの家族がその事実を受け止め，迎え入れる準備を進めていくことを目的として行われる検査でした。ただ現実的には出生前診断で胎児の異常がわかった場合，人工死産（中絶）が選択されることも少なくありません。倫理的および社会的な問題を包含しているため，検査前に十分な遺伝カウンセリングを行うことが必須です。

　出生前検査を大きく分けると，非確定的検査と確定的検査の2つに分かれます。非確定的検査には，超音波検査によるNT（胎児のうなじあたりの厚みの計測）肥厚の検知，コンバインド検査（NT計測および採血による母体血清マーカー），母体血清マーカ

ー検査，新型出生前診断があります。

　NIPT は，母体血漿中に含まれる胎児由来の DNA 断片濃度を計算する低侵襲な出生前検査です。現在は 13，18，21 トリソミーの 3 疾患が対象で，妊娠 10 週以降に検査可能です。この検査は日本医学会から認可を受けた施設での実施が推奨されており，胎児が染色体異常を有する可能性が示唆されたもの，高齢妊娠など一定の要件が定められていました。令和 4（2022）年 2 月 18 日付で，日本医学会臨床部運営委員会は，これまで 35 歳以上に限ってきた本検査を遺伝カウンセリングを実施しても不安が解消されない場合は本人の意思が尊重されるべきであるとし，全年齢に認める新たな指針を公表したばかりです。最新の NIPT 臨床研究認定施設は全国で 108 施設しかありません（令和 3（2021）年 2 月 16 日付）。本検査が陽性の場合は羊水検査による診断確定が必要です。

　確定的検査には，絨毛検査，羊水検査，臍帯穿刺などが含まれます。これらの検査は母児共に侵襲的な処置が行われるため，検査の危険率よりも胎児の罹患率・危険率が高いことが検査を行う前提となります。母体や胎児の状態，時期によって検査の意義が変わってきますので，家族と医療者で十分な検討が必要です。在胎 22 週未満で異常が見つかった場合，家族は十分に意思決定する時間を取れないままに中絶を選択する症例も多くあり，いずれの選択であっても大きな心の負担を抱えます。高齢妊娠などの理由で，これらの検査を妊娠中に受けている症例は増えていますが，生まれてきたわが子に除外された以外の疾患が見つかることも少なくなく，出生前診断の意義が問われています。このような検査を用いた出生前診断では，十分な遺伝カウンセリングが行われる体制の整備が求められています。

3）産後早期の生理的変化や病気

　次に産後早期に頻回に直面する生理的変化や病気について説明します。

　出生直後の新生児は，生後数日間に生じる自然な現象が2つあります。ひとつ目は，「生理的体重減少」と呼ばれます。生理的体重減少は，新生児においては，生後2，3日は体内の水分減少が栄養摂取量より多いために生じる自然な経過です。正常正期産児では，約1週間で出生体重に戻り，その後増加していきます。もう1つが，「生理的黄疸」です。生理的黄疸もすべての新生児に起こる自然な現象ですが，これは，出生とともに，新生児の血液中に変化が起こり，ビリルビンと呼ばれる物質が増えることで起こります。また，新生児の出生直後は肝臓や消化管の機能が未熟であることも，生理的黄疸の原因として挙げられます。生理的体重減少同様に，正常正期産児では，生後2〜4日でピークを迎え，生後1週間程度で徐々に引いていき，一般的には2週間程度で消えるとされています。この生理的体重減少と生理的黄疸が病的な状態に移行すると，点滴治療や光線療法といった治療を受ける必要があり，新生児は NICU/GCU（Growing Care Unit; 新生児回復室）に入院となります。特に早期産児，低体重児は病的な状態に移行しやすいとされています。

　新生児の生理的変化は，低出生体重児であっても，適正体重児であっても，出生時期にも関わらず，すべての新生児が経る過程です。しかしながら，この時期は，母親がマタニティブルーズとなりやすく，出産からの疲労や寝不足，慣れない育児の緊張自覚もピークに達する時期が重なることで，子どもの状態の変化の受け止めによっては，精神的な不安定さにつながることもあるので，注意が必要です。

　新生児には，生命や機能，子どもの予後にかかわるさまざまな先

天的な異常がありますが，近年の超音波技術をはじめとする産科医療技術の進歩により，その多くは妊娠中から早期発見・診断され，ご両親にはその事実が告げられようになり，出生直後，時に，胎児時期からの早期治療が行われるようになりました。その一方で，妊娠中には発見しきれない異常や病気もあります。外表奇形を含む小奇形が出産後に発見された場合，家族は，出産の喜びと同時に，その事実に衝撃を受け，その事実を受け入れるまでに時間を要する場合もあります。当事者たちにとっては，どのような病気や異常であっても衝撃を受け，深い悲しみ，ショック，自責の念を有することがあり，安易に母親や家族を元気づけようとしないことが必要です。

文　　献

有森直子編（2020）母性看護学 I　概論［第2版］：女性・家族に寄り添い健康を支えるウィメンズヘルスケアの追求．医歯薬出版．

Hirose M, Tamakoshi K, Takahashi Y, Mizuno T, Yamada A, & Kato N (2020)The effects of nausea, vomiting, and social support on health-related quality of life during early pregnancy: A prospective cohort study. Psychosom Res, 136; 110168.

厚生労働省（2022）不妊治療に関する支援について（令和4年8月1日時点版（概要編））．https://www.mhlw.go.jp/content/20220801gaiyou.pdf（2022年8月20日取得）

日本医学会臨床部会運営委員会「遺伝子・健康・社会」検討委員会（2013）「母体血を用いた新しい出生前遺伝学的検査」について．https://jams.med.or.jp/rinshobukai_ghs/index.html（2022年2月22日取得）

日本産科婦人科学会・日本産婦人科医会産婦人科（2020）診療ガイドライン—産科編．https://www.jsog.or.jp/activity/pdf/gl_sanka_2020.pdf（2022年2月22日取得）

竹原健二（2021）父親の産前・産後のうつの実態とその支援．週刊医学界新聞（看護号），3405. https://www.igaku-shoin.co.jp/paper/archive/y2021/3405_02（2022年2月22日取得）

4．妊娠中のこころの動き

丹羽早智子

1）母になるということ

　女性にとっては赤ちゃんを妊娠し，出産することは自然な営みであり，多くの人は結婚して普通の夫婦生活を送っていれば，妊娠し，出産し，元気な赤ちゃんに出会うことができると思っています。妊娠は自分とは違う存在を胎内に宿し，育ち，出産するという一連の営みは自分の身体であってもまったく自分がコントロールできない事態であり，一人の女性から母親としてのアイデンティティの変換を余儀なくされます。また妊娠するとこれまでの仕事や生活が大きく変化し，妊娠期は自分が自分ではないような体験をする時期でもあり，体験したことのない身体やこころの変化に戸惑うことも多いでしょう。また妊娠することで人生設計の変更を求められたり，夫婦間で子どもをもつことへの意識の差がある場合，妊娠が女性として，夫婦としてのライフサイクルの危機を生じさせてしまうこともありえます。多くの女性にとって祝福と喜びに包まれている期間である一方，何らかのリスク要因が重なった場合，今まで見なかった暗闇を覗き込むような体験にもつながります。また自分だけではなく，周囲の人との関係にも大きな変化がもたらされ，これまでの自分を振り返り，再構築が行われる機会でもあります。

2）妊娠のはじまり

　多くは妊娠 5 ～ 6 週目ぐらいに自分自身の身体的変化によって妊娠の事実を意識し，確認します。中には予期せぬ妊娠や希望しない妊娠に，戸惑いを感じたり，妊娠そのものを本人が否定する

こともあります。妊娠に至るまでの経過によっては妊娠がわかったときにどう感じ，思うのかは人によって異なります。生殖医療の技術的進歩による妊娠も増えており，2019年では体外受精などの生殖補助医療で出生した赤ちゃんは6,000人を超え（日本産婦人科学会，2021），長い期間にわたって治療をうけることで，経済的，身体的，精神的な負担を感じながら妊娠に至ることも多く，苦しさや悲しさ，葛藤などを感じることもあり，不妊治療をして妊娠したという事実は母親としての自分を受け止めていくプロセスに多かれ少なかれ影響してきます。

　また妊娠は一般的には喜ばしいこととされ，これからの赤ちゃんとの出会いを期待しますが，無事に生まれてくるのか不安を感じたり，周囲の人の言動に過敏になることもあります。妊娠初期に見られるつわり（悪阻）の出現は，妊娠に伴う大きな母体の生理的変化ですが，つわりを通じて女性が妊娠に伴う身体の変化を心理的に受け止め，また周囲が妊婦の保護と出産にむけての協力体制を整えていく過程でもあります。多くは数週間で軽快し，身体も心理的にも妊娠という状況に適応していきますが，まれにその苦しさが女性と赤ちゃんとの関係を脅かされるものになる場合があります。自分の身体なのに自分ではどうすることもできない恐れやいつ終わるのかわからない長いトンネルの中にいるような感覚になり，妊娠に対するネガティブな気持ちも受け止めてもらえるサポートが必要な場合もあるでしょう（永田，2011）。

　周産期は自分自身の過去とこれからの未来が融合する時でもあり，渡辺（1995）は妊娠中の女性は約10カ月の妊娠期間の間に，まだ出会っていない赤ちゃんをイメージし，母親として成長する自分をも思い描いていること，またこれからの未来に心を向けながらも過去の体験がよみがえり，母親自身が意識にものぼらない昔の記憶を知らぬ間に想起し，心の奥で原始的な感覚世界への退

行が生じていると述べており，過去と現在，未来の間で複雑な心の世界や社会的な関係が生み出されています。

3）妊娠経過の中で

　おなかがふくらみ，5〜6カ月頃より胎動を感じ始めるころになると，身体もこころも妊娠という事態に適応し始めます。明らかな別のいのちの存在を意識し，子どもの動きを敏感に読み取り，おなかの中で少しずつ着実に成長していることを感じます。胎動から子どもの動きを読み取り，どんな子どもが生まれてくるのだろうかと赤ちゃんのいる生活のイメージを膨らませていきます。お腹の赤ちゃんとの相互交流を楽しみ，双子や三つ子の場合，赤ちゃんの位置や動きから「この子はおとなしい」「おてんばかな」などと見えない赤ちゃんのイメージをそれぞれ別の存在として感じ，話されることも少なくありません。

　しかし一方で赤ちゃんの様子がわからないがゆえに赤ちゃんに対するイメージが修正しにくかったり，不安が増したりもする時期でもあります。胎児診断でお腹の中の子どもが何らかの疾患を持っていることが明らかになると，お腹の赤ちゃんが病気をつなぎ合わせたようなモンスターのように感じてしまったり，「私が〜しなかったから」「私が〜だったから」と自責感を抱き，マイナスイメージが膨らんでしまうことも少なくありません。

　切迫流・早産の母体管理のために長期入院をすることになると，先の見えない不安に圧倒され，頑張ればすべてうまくいくわけではない体験に圧倒されるかもしれません。死産や早産を体験している場合，次子の妊娠過程はそのときの不安や恐怖，葛藤を再体験させてしまうものになる場合もあり，妊娠経過にサポートをするスタッフが丁寧に関わり，受け止め方は人によって異なり，時間がかかるのはごく自然なことであることを伝えてあげると良い

かもしれません。

　いよいよ端から見ても目に見えてお腹が大きくなる妊娠後期では妊婦が社会的にも母親になっていく自分を周囲の人々の関わりの中で確認していく時でもあり，実際の出産の準備とともに生まれた後の日々に思いをめぐらし，子どもとの生活を具体的にイメージしていきます。

４）赤ちゃんとの出会い（出産）

　出産という体験を通じて，母親と赤ちゃんは現実的に出会い，急速に関係が深まっていきます。出産の体験は全身の強烈なインパクトを伴う体験であり，産むという陣痛の痛みと分娩の主体的で健康な営みにより，実感を持って母親になります。赤ちゃんと出産直後に肌と肌を合わせた早期母子接触（図2-3）を行うと，わが子と素肌で触れあう体験は母親の出産直後の研ぎ澄まされた身体的感覚のもとで赤ちゃんの重みや肌触り，ぬくもりを感じ，胎児を失うという喪失感を埋めて，充実感に変化していきます。母親はお産という人生以上の大仕事を成し遂げ，わが子の命を守り抜いたという有能感を持ち，産声を聞くことで赤ちゃんの存在をリアルに感じ，出産の痛みや疲労感が和らぎ肯定的な体験へとかわっていくといわれています（堀内，2016）。

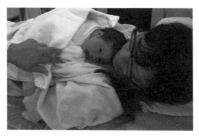

図2-3

　出産前から出産後数カ月の間，原初的母性的没頭（Winnicott, 1965）と呼ばれる状態で母親は特別に赤ちゃんのサインに敏感になるといわれています。母親は目の焦点の合いやすい位置から母ちゃんの顔を覗き込んだり，呼吸の速さでゆっくりと揺らしたり，背中をとんとんと叩いて落ち着かせたりと，赤ちゃんの反応を引き出し，落ち着くことを手助けすることができる関わりを行う力が本来備わっています。こうした赤ちゃんにあわせた自然なかかわりは，母親が安心しゆったりした気持ちで赤ちゃんと向き合えているときに引き出されます。

　しかし分娩は医療でスタッフに管理され，分娩様式に対する失敗感，陣痛促進剤を使用したことに対する自責感など思うような出産にならない場合に抱き，自信を失い落ち込む母親もいます。また出産は子宮にいた子どもとの一体感が失われ，はっきり分離し去って行く体験でもあり，生まれた時のほっとした気持ちと同時にさみしさを感じたり，喪失感をもつこともあります。出産状況や経過は誰でも起こりうることであっても感じ方は人それぞれであり，出産に対する思いに耳を傾け，感じたままを共有しながらそうした気持ちも当たり前であることを周囲が繰り返し伝え，支えていくことで少しずつ癒やされていくことが多いでしょう。出産前後の過程で家族や医療スタッフからの暖かな支えの中で親子が出会えるような配慮や関わりが大切です。

5）父になるということ

　父親はパートナーから妊娠を告げられ，初めて自分に子どもができたことを知ります。父親には体の変化はなく，エコーの画像や数値などから赤ちゃんの存在を確認できますが，身体的な変化がないため，父親になるという自覚を持つのには妊婦よりも時間がかかるといわれています。松田（2018）は，初めて父親として

の新しい役割の獲得において嬉しい気持ちの中に不安なアンビバレントな思いが存在すること，こうした父親としての戸惑いや希薄さを表現しながらも子どもへの思いを表現することが重要であり，胎動を触知したり，妊婦健診のエコーに立ち会うなどの体験をすることも父親の思いが変化するきっかけになることを指摘しています。

父親となる男性の心のなかにも過去の自分の体験や感情を無意識に想起し，不安になる人がいたり，ポジティブな未来を思い描き，普段以上に張り切って仕事の成果をあげたり，家族との時間を大事にすることができる人もいます。父親にとっても周産期はこれまでの体験や家族との関係などを振り返る時期であることを理解し，男性から父親へと社会的な存在に変化していくことを周囲がサポートできると良いかもしれません。

また中村（2016）は，子どもの誕生前に父親が子育ての知識があるかどうかによって子育てに対する意味づけに違いが生じてくること，出産や育児の知識が獲得できる場への参加する機会をつくり，子どもとの生活をイメージできるような働きかけが重要であることを示唆しています。事前に準備することで父親としてなにをすべきか，何ができるかを理解することができると出産後も育児を自分の生活の一部として，楽しみながら夫婦で共に子育てをしている感覚を得られやすいでしょう。

文　　献

堀内勁（2016）親と子の出会いを支えるカンガルーケア．In：永田雅子編：別冊発達 32「妊娠・出産・子育てをめぐるこころのケア─親と子の出会いからはじまる周産期精神保健」．ミネルヴァ書房，pp.108-117.
松田佳子（2018）初めて立ち会い出産をした夫の父親になっていく思いの構造─夫婦に対するバースレビューからの分析．母性衛生，59(1)；189-198.
日本産婦人科学会（2021）ART データブック．https://plaza.umin.ac.jp/

-jsog-art/2019data_202107.pdf（2022 年 2 月 6 日取得）

中村恵美（2016）子育てに対する父親の思いの変化―フォーカス・グループ
　インタビューによる父親の語りから．小児保健研究，75(2);254-260.

永田雅子（2011）周産期のこころのケア―親と子の出会いとメンタルヘルス．
　遠見書房，pp.34-37.

渡辺久子（1995）乳幼児精神医学から乳幼児精神保健へ．In：安田生命社会
　事業団編：乳幼児：ダイナミックな世界と発達．安田生命社会事業団．

Winnicott DW(1965)The Family and Individual Development. London;
　Tavistock Publications.（牛島定信監訳（1992）子どもと家族―その発達
　と病理．誠信書房.）

5．胎児診断後のケア

丹羽早智子

　近年の超音波診断技術をはじめとする産科医療技術の進歩や
NIPT などの低侵襲な出生前検査（第 2 章 3 を参照）などを行う
ことでお腹の中の胎児の様子がわかるようになってきました。胎
児が染色体異常を有することがわかったり，出生後の早期の治療
や予後の改善のために胎児診断を行うことが増えていますが，検
査をうける妊婦の揺れる思いやどう伝え，サポートしていくかな
どの課題が多くあります。

1）胎児に異常があるとわかったとき

　超音波検査によって胎児の状況が詳細に目で確認できるように
なり，画像を通じて初めてわが子と出会うことによって検査の場
でしかなかった瞬間から，親として子への愛情を実感として得る
場でもあります。超音波検査は通常の妊婦健診の外来で日常的に
行われ，妊婦は特別な心構えがないまま検査をうけることが多
く，心の準備がないまま胎児の異常がわかることもあり，ショッ

クが大きい。子どもになにか問題があると知らされた場合，井上
（2016）はその衝撃から理想の赤ちゃんを失うだけでなく，赤ち
ゃんと家族の未来を失うように感じ「時が止まり，永久に続いて
いく現在に閉じ込められた」状態に陥っていると感じることがあ
る，と親が感じる気持ちを紹介しています。

　そうしたショックを受ける親に対して，両親そろって産科医か
らの説明を聞く場を設定し，夫婦が共通理解できるよう働きかけ
ることはとても重要です。妊婦は自分がなにか妊娠前後に行った
ことが影響したのではないかと自分を責め，不安が膨らみます。産
科医師からどう伝えられるのかはとても重要で，その異常がどん
なもので，出生後に行われる治療方法や予後，子どもがどんなふ
うに育つのかをどう聞くのかによっては両親の受け止めや理解は
大きく異なります。

　筆者の経験した事例では，ある染色体異常を指摘され，疾患の
説明を受けたＡさんは赤ちゃんは生まれたらすぐに死んでしまう
子どもだと理解してしまい，赤ちゃんが出生後に医療的ケアもほ
とんど必要なく自宅に帰ることができる状態でしたが愛着を持た
ないように感情を凍らせてしまい，赤ちゃんに向き合うことにと
ても時間がかかったことがありました。玉井（2014）は「米国の
総合病院でダウン症外来を担当する医師であり，自身の妹さんが
ダウン症であることを公表している」スコトコ（Brain Skotko）
氏の提言を紹介し，「最新のそしてバランスのとれた情報」提供の
重要性を伝え，個人の熱意や努力にまかせるのではなくそうした
情報提供ができる仕組みや体制をどう作っていくのかが課題であ
ることを指摘しています。出生前診断を受ける妊婦やその家族に
どう伝え，家族がどう受け取ったか，どんな思いなのかなどを周
産期に関わる医療スタッフは丁寧にサポートし，寄り添う必要が
あるでしょう。

2）妊娠継続への思いと意志決定への支援

　胎児に何らかの問題が見つかった場合に，その事実を受け止めることは容易ではありません。多くの両親は戸惑い，自分たちが先に亡くなったあとどうやっていくのか，きょうだいに負担をかけてしまうことを想像し，子どもの将来のことを心配します。生まれてくる子どもの健康を願うのは親として当然です。出生前診断を受けようとする気持ちの中には逡巡や葛藤があり，さずかった命だからどんな子どもでも受け入れようと思ったり，でも本当にそう思えるのか，なんとかなるかもしれないと思えたりと気持ちは揺れ動きます。二階堂（2014）はスコトコ氏のダウン症のある子の親の調査報告を引用し，夫や親の意見，ポジティブなイメージやストーリーを見たり聞いたりすることや実際に育てている親から話を聞くことなどが妊娠継続のサポートになるということを紹介しています。周りの対応やどんな情報に触れ，体験するかによっても受け止め方は異なり，医療者の温かいサポートも意志決定支援に重要です。

　妊娠を継続するのか，今回の妊娠をあきらめるのか，時間的な制限があるなかで悩み，周囲の人たちの反応や胎児の疾患の重篤さなどさまざまな理由から人工妊娠中絶を選択せざるを得ない場合もあります。そうしたさまざまな理由からその選択をせざるを得なかった当事者にとって「中絶」という用語の与える印象がさらに心を痛める要因になっているという声もあり，最近では人工妊娠中絶を「人工死産」という用語をつかうケースが多くみられるようになってきました。出生前診断に伴った人工妊娠中絶に対するグリーフ（grief）は，他者に伝えにくいという状況から複雑化する可能性があることが指摘されており（加藤ら，2020），きちんとした情報提供を受けたとしても，当事者は悩み，苦悩します。戸惑いや不安，どうして自分だけがという思いや悲しみが心の中

にあり，心理職や助産師などこうした場面に関わるスタッフはどのような選択をしても，サポートするという姿勢で，ぽつりぽつりともらす言葉や言葉にならない思いや沈黙をも受け止め，一緒に考える存在であることが求められています。

3）遺伝カウンセリング

　胎児に何か問題がある場合，その原因の1つに遺伝が関係する場合があります。遺伝について正しい知識がなく誤ったイメージや自分の体験のみで理解している場合もあり，正確な知識や理解を得る必要があります。遺伝カウンセリングとは，遺伝性の疾患の本人および家族またはその可能性のある人に対して遺伝医学的な問題について相談するために訪れた人に対する一連の医療的支援であり（遺伝医学関連10学会，2003），遺伝の疾患について適切な遺伝医学的な情報を過不足なく伝え，十分に理解してもらうために丁寧な対話をくりかえししていきます。対話を通じたきめ細やかな情報提供そのものがある種の心理的支援になり，知識を得ることで赤ちゃんの疾患に対して理解が深まり，親や家族にとって多くの場合不安の軽減につながります。出生前診断で遺伝に関する疾患がわかった場合，遺伝カウンセリングを受けることも大きなサポートにもなるでしょう。

文　　献

遺伝医学関連10学会（2003）遺伝学的検査におけるガイドライン．https://www.neurology-bri.jp/wp-content/uploads/2016/11/specialtest_03.pdf（2022年8月20日取得）

井上佳世（2016）胎児診断ということ．In：永田雅子編：別冊発達32「妊娠・出産・子育てをめぐるこころのケア─親と子の出会いからはじまる周産期精神保健」．ミネルヴァ書房，pp.90-100.

加藤ももこ・柴田有花・山田崇弘（2020）《実際編》出生前診断　妊娠初期における出生前染色体検査時の対応．PERINATAL CARE（ペリネイタルケ

ア），39(9); 32-35.
二階堂祐子（2014）出生前診断および出生後告知の現状と医療者への助言―
　アメリカ　ブライアン・スコトコの取り組み．In：玉井真理子・渡部麻衣
　子編：出生前診断とわたしたち―「新型出生前診断」（NIPT）が問いかけ
　るもの．生活書院，pp.118-166.
玉井真理子（2014）出生前診断をめぐる相談の現場から．In：玉井真理子・
　渡部麻衣子編：出生前診断とわたしたち「新型出生前診断」（NIPT）が問
　いかけるもの．生活書院，pp.20-41.

6．流産・死産のケア

丹羽早智子

　妊娠・出産にかかわる喪失体験には，流産（胎児が胎外で成育
可能なまでに成熟する以前に妊娠が終了すること。妊娠22週未
満），死産（妊娠12週以降の死児の出産），新生児死亡（生後4
週間未満の生児の死）があげられます。流産は妊娠の15％に起こ
りますが，12週未満の早期流産が13.3％，12週〜22週未満の
後期流産が1.6％です。早期流産は主に胎児側の原因であり，後
期流産は母体側の原因が多いと言われています。これらの流産・
死産は繰り返す場合もあり，妊娠は成立するが，流産や死産を繰
り返して生児が得られない状態を不育症といいます。繰り返す流
産，死産は，生と死を繰り返す体験となり，なぜこんなことがお
きるのか，自分が悪いのではないかと女性は自分を責め，悲しみ
と当時に苦しみます。

　流産であっても，死産であっても家族，とくにお腹の中に宿し
ていた母親にとってはかえがえのない命であり，お腹の中で一体
であった子どもを亡くすことで愛する対象を失うことに加え，女
性にとって自信を得るはずの妊娠・出産の過程で子どもを喪い女

性としての自信や生きる自信そのものを失ってしまうことがあります。

　女性は妊娠に気付いたときから心身ともに赤ちゃんとの関係性を育んでおり，男性も心理的にはやがて出会う赤ちゃんへの希望を抱きながら母体で成長していくわが子とともに過ごす時間を過ごしています。そのため流産や死産で赤ちゃんが亡くなった場合でもすでに親子として出会っており，ともに過ごした時間は大切な家族の時間といえるでしょう（大和田，2016）。

　流産や死産による喪失は，確かに生きていたわが子であるにもかかわらず，お腹の中での別れとなり，母親以外の家族は出会いと別れを実感しにくいと言われています。父は，子どもの死など周産期の喪失という大きな出来事に対し，感情を抑えてしまい母親が悲しんでいる状況に対応できなかったり，むしろ仕事や趣味に没頭してしまったりすることがあります。男性は感情を抑えるように育てられていることが多く，冷静な判断を下そうと努力したりすることが，悲しんでいないように見えることもあり母親と父親との間に感情的な温度差を感じ，お互いが子どもの死に触れることを暗に避けたり，二人の関係がぎくしゃくしたり，関係に溝ができてしまうことがあります。また，祖父母は悲しみ以上に自分たちの子どもである「両親」の悲しみや苦しみを目の当たりにして動揺し，祖父母もその辛さに耐えられなくなり，時にはあたかもなかったことのように振る舞うこともあり，悲しみに浸ることを受け止められずに両親を励ますこともあります（宇野，2006）。

　産科の死の特殊性として，Non-event「なかったこと」，Conspiracy of Silence「沈黙の共謀」という言葉がありますが，家族や周囲の人，医療者すらも触れてはいけないことのように沈黙する傾向にあります。母親自身も悲しもうとする自分を責め，日常の生活をそのまま維持しようすることがあり，一見，日常を取

り戻したかのように見えます。しかしたとえ妊娠初期の流産であっても生まれてからの子どもを亡くした場合と同等の抑うつや悲嘆であると明らかになっており，わが子への思いを誰かと共有できることでこころのケアに繋がるとされています（橋本 , 2001）。

2）悲しみのプロセス

　悲しみのプロセスは悲嘆の作業（グリーフワーク grief work）や喪の仕事（モーニングワーク mourning work）などという言葉で知られてきていますが，どのような喪失も悲しみのプロセスは一人ひとり異なります。多くは，急性期（ショック・感情麻痺），中期（怒りと悲しみ），回復期（適応と再起）という期間を経て日常生活を取り戻していくと考えられています（竹内，2004）。周産期における悲しみのプロセスは別れの時期や状況によって気持ちの揺れ幅，辿るプロセスも異なり，一方向でもありません。行ったり来たり，ときにはぐるぐると回りながら生きる意味を模索し，新たな生活ペースを整えていきます。大切なのは，赤ちゃんとの別れをしっかりと悲しみ，泣きたい時に泣き，自らを責めてしまう自分をも許すことができるように，その時々の思いにこころを寄せて，そっとそばに居ることかもしれません。橋本（2011）は悲しみのプロセスを通じて赤ちゃんは「亡くなってもなくならない存在」として家族とともに生きていくことを周産期に関わる心理士としての経験から伝えており，「悲しみは消えないが，いつか，そっとしまっておけるようになり，日常生活が送れるようになっていく」と伝えてくれています。誕生日や命日，季節の変わり目など赤ちゃんとの特別な時期に深い悲しみを再体験することもありますが，赤ちゃんの存在が家族の一員としてこころのなかで生き続け，感じ方は時間ともに変化しつつ，繰り返し思いを振り返りながらも赤ちゃんへの思いを大事に過ごすことで少しずつ

受け止めていくのでしょう。

　ただし，中には食事がとれず，眠れないなど日常生活が送れず，心身の不調がおきる場合もあります。そうした場合は心療内科や精神科，定期的なカウンセリングなどが必要かどうか検討し，その人にとってサポートになる方法を一緒に考えることも必要です。

　赤ちゃんに関わる専門職は，地域や通院，入院中などで亡くなった赤ちゃんとご家族の出会いと別れに同行する機会があるかもしれません。ご家族の希望を取り入れながら，親子でゆっくりと限られた時間を過ごせるよう必要に応じてサポートに入ることを心掛けられるとよいでしょう。スタッフ自身も亡くなった赤ちゃんの存在を大切にしながら関わることが大切です。赤ちゃんの死と向き合う家族に対して，深い悲しみや苦悩を軽減することも，傷ついたこころを癒やすことはとても難しいことです。赤ちゃんは「生まれて」「生きて」「亡くなった」。親は「出会って」「ともに生きて」「別れた」。流産であっても死産であっても新生児死亡であっても，その悲哀や苦悩を理解しようと，思いに同行させてもらうことが私たちの唯一できる役割ではないでしょうか。

３）グリーフケア（Grief Care）

　グリーフケアの目的は家族を支えることであって，亡くなった悲しみの期間や深さをかえられるわけではありません。どれだけ適切なケアが行われたとしても圧倒的な悲しみは襲ってくるものです。家族はどんなに納得した意思決定をしても「これでよかったのだろうか」と激しい揺れがきます。関（2010）は，「亡くなっていく赤ちゃんと家族へのケアガイドライン」を作成し，周産期のグリーフケアの前提として，「何かをすること（doing）だけでなく，子どもの死に直面し，不安や悲しみにくれる家族の傍らに存在すること（being），側に寄り添うことを大切にしてい

る」と述べており，具体的にケアとしてなにをするかだけではなく，家族に寄り添い支える姿勢が大切であるとしています。赤ちゃんの死に関わる専門職であってもグリーフケアの終わりのない悲しみに寄り添うグリーフケアは心の重い時間となりますが，その同行者となるためには，枠組みや心理職自身の支えを持ちながら，関わることが重要かもしれません。厚生労働省子ども家庭局（2022）により「子どもを亡くした家族へのグリーフケアに関する調査研究」が公表されており，支援の手引きや情報提供のリーフレットがダウンロードできるため参照しておくとよいでしょう。

　また周産期の死に関わる自助グループも各地で活動しており，同じ体験をした家族と時間をともにし，同じ立場で語り合う場に参加することも大事なグリーフケアの一つです。

　自助グループ＊は「お話会」の開催や，小さな赤ちゃんに合うサイズの服の作製や寄贈，ご家族向けの冊子やパンフレットの作成，ホームページやブログの発信などの活動をおこなっています。そうした会とつながりをもつかどうか，どのタイミングがよいかは人それぞれですが，つながりたいときにどうしたいいのかを参考になる WEB サイトや参考図書などの情報提供し，伝えられるよう準備しておくとよいでしょう。

文　　献

橋本洋子（2001）赤ちゃんが亡くなった時．In：渡辺久子・橋本洋子編：別冊発達24「乳幼児精神保健の新しい風」．ミネルヴァ書房，pp.113-122.
橋本洋子（2011）NICU とこころのケア―家族のこころによりそって．メディカ出版，pp.88-98.

＊ 親の会などの自助グループ
・ 天使がくれた出会いネットワーク（http://tensigakuretadeai.net/）
・ NPO 法人 SIDS 家族の会（http://www.sids.gr.jp/index.html）
・ With ゆう（http://withyou845.org/second-page.html）

大和田喜美（2016）赤ちゃんの死と向き合うということ．In：永田雅子編：別冊発達 32「妊娠・出産・子育てをめぐるこころのケア　親と子の出会いからはじまる周産期精神保健」．ミネルヴァ書房，pp.177-186.

厚生労働省国庫補助事業（2022）令和 3 年度子ども・子育て支援推進調査研究事業　子どもを亡くした家族へのグリーフケアに関する調査研究．https://cancerscan.jp/news/1115/（2022 年 8 月 20 日取得）

流産・死産・新生児死で子を亡くした親の会（2002）誕生死．三省堂．

関和男（2010）家族へのグリーフケアの実際．In：船戸正久・鍋谷まこと編：新生児・小児医療にかかわる人のための看取りの医療．診断と治療社，pp.53-64.

竹内正人（2004）赤ちゃんの死を前にして―流産・死産・新生児死亡への関わり方とこころのケア．中央法規出版．

宇野知子（2006）赤ちゃんの死をめぐって．臨床心理学（特集：母と子：周産期と乳幼児期への心理援助），6(6); 750-754.

7．産後の経過と体の変化

高橋由紀

1）出産のプロセス

　臨月を迎え予定日が近づくと，いよいよ出産です．一般的な出産の場合，通常，"おしるし"といわれる軽微な出血がみられ，その後，数日以内に"陣痛"が起こるとされます．陣痛とは，赤ちゃんを子宮の外に押し出す子宮体筋の収縮のことで，最初は不規則ですが，次第に間隔が狭まり痛みも増してきます．陣痛が 10 分間隔になると分娩開始の合図とされ，子宮口が全開大（10 cm 開大）に近づくと，陣痛と母親のいきみによって，徐々に赤ちゃんが産道を進んでいきます．多くの場合，陣痛が強くなり子宮口が全開大になるまでに，赤ちゃんを包む卵膜が破れて中の羊水が流れ出る"破水"がみられますが，陣痛が始まる前に起こることもあります（前期破水）．一般に，陣痛から分娩までにかかる平均

時間は，初産婦では 10 ～ 12 時間，経産婦では 4 ～ 6 時間程度とされます。しかしながら，順調に陣痛が始まったものの，分娩経過の途中で産婦の疲労，睡眠不足，糖分の不足や，分娩や陣痛への過度な緊張・不安などにより子宮筋の疲労による陣痛の減弱が生じ，陣痛促進剤を用いた分娩に切り替わることもあります。

　逆子（骨盤位）や母親に合併症がある場合などでは，帝王切開が選択されます。自然分娩の場合でも，母子の健康状態によっては，途中から帝王切開に切り替わることもあります。帝王切開でも多くは，下半身麻酔で実施するため，母親の意識があり，出産後に赤ちゃんの産声を聴いたり，赤ちゃんに触れたりすることができます。

　近年，日本の帝王切開率は約 14.7 ～ 27.4％と年々増加傾向となっています（厚生労働省，2022）。日本では古くから"自然に産むことがよい"との考えが根強く，そのため，帝王切開での出産に後ろめたい気持ちを抱えたり，周囲からの言葉に傷つきを増す母親も少なくありません。どのような分娩経過や分娩様式であっても，産婦さんが「自分で頑張った」と思えるお産体験を持てることが，その後の母親のメンタルヘルスだけでなく，母子関係にも影響すると言われ，"バースレビュー"を取り入れる産院も増えてきました。

2）産後のからだとこころ

　産院や医療機関等で出産の場合，経過が順調であれば，経腟分娩で産後 5 ～ 6 日間，帝王切開では術後 7 日間程の入院期間を経て退院となります。通常，分娩終了から産後 6 ～ 8 週間までは"産褥期"と呼ばれ，この期にある女性を"褥婦"といいます。褥婦には，出産を終え胎盤が排出されると，妊娠中に母乳分泌を抑えていた"エストロゲン"と"プロゲステロン"というホルモン

が急激に減少し，母乳を生成する"プロラクチン"や母乳の噴出に作用する"オキシトシン"の濃度が高まって，母乳が出てくるようになります。身体的には，内外性器の解剖学的・機能的な復古が見られます。また心理的には，「母親役割」を取得していく過程にあり，子どもとの相互作用を通して愛着を形成したり，自己概念を再調整したりするなどの発達課題を有します。さらに，社会的には，あらたな家族成員を迎えて自己の関心事や必要な社会資源が変化します。したがって，身体の非妊時への回復とともに，体調の変化や精神的な変化が著しい時期になります。

　経腟分娩と帝王切開による出産では，回復にいくつか相違点はありますが，子宮復古のための産後陣痛（後陣痛，俗称"あとばら"）や悪露の排出，切開部の傷の治癒など一般的な母体回復のプロセスは共通しており，回復までにはさまざまな痛みや不快症状を伴います。このような心身変化の適応は，母親の年齢が高齢化するほど時間がかかる傾向があります。

　母親は，授乳や新生児との生活が始まると，感動や喜びを感じるものの，一方で睡眠不足，腰痛や肩こり，慢性疲労といった症状に悩まされることも多くあります。特に，授乳や育児のペースが比較的安定するまでの産後3カ月頃までは，ホルモンバランスの変化による生理的な不安定さに加えて，睡眠不足や育児負担，身体疲労などが重なり，誰もが精神的に不安定になりやすい時期でもあります。産後数日以内に，一時的な涙もろさ，気分の落ち込みなどがみられるマタニティブルーズを経験する母親も多く，産後うつへの移行も注意しながら，経過を見守っていくことが大切です。

　近年，地域における少子化や近隣住民との関係の気薄さなどから，子育て期にある母親の孤立化を助長することがあることが指摘されるようになり，産後うつや虐待を予防することが重要課題

となっています。2015（平成 27）年から開始された，「健やか親子 21（第 2 次）」において，「育てにくさを感じる親に寄り添う支援」「妊娠期からの児童虐待防止」が重点課題として掲げられ，「切れ目ない妊産婦・乳幼児への保健対策」が進んできました。産後 2 週間頃は母親の育児不安や心配が強くなる時期とされていることから，この時期に公費による健診を実施することで，早期に母親の心身の健康状態を把握するとともに，エジンバラ産後うつ病質問票（Edinburgh Postnatal Depression Scale; EPDS）を用いたメンタルヘルスの評価がされるようになってきました（第 5 章 1 参照）。

　最近では，医療機関や母子保健などさまざまな現場で，EPDS の記入を何度も求められるといった事態も生じています。大きな負担を感じる母親もいることを忘れずに，決して無理強いしないようにすることが大切です。各関係機関で連携をとり，結果の共有や活用の仕方を検討することも今後の課題といえるでしょう。

文　　献

有森直子編（2020）母性看護学 I 概論［第 2 版］：女性・家族に寄り添い健康を支えるウィメンズヘルスケアの追求．医歯薬出版．

Cox JL, Holden JM, & Sagovsky R（1987）Detection of postnatal depression. Development of the 10-item Edinburgh Postnatal Depression Scale. The British Journal of Psychiatry: The Journal of Mental Science, 150; 782-786.

厚生労働省（2022）不妊治療に関する支援について（令和 4 年 8 月 1 日時点版（概要版））．https://www.mhlw.go.jp/content/20220801gaiyou.pdf（2022 年 8 月 20 日取得）

厚生労働省：「健やか親子 21（第 2 次）」ホームページ．http://sukoyaka21.jp/（2022 年 8 月 20 日取得）

厚生労働省（2020）令和 2（2020）年医療施設（静態・動態）調査（確定数）・病院報告の概況．https://www.mhlw.go.jp/toukei/saikin/hw/iryosd/20/dl/09gaikyo02.pdf（2022 年 8 月 20 日取得）

日本産科婦人科学会・日本産婦人科医会産婦人科 (2020) 診療ガイドライン―
　　産科編. https://www.jsog.or.jp/activity/pdf/gl_sanka_2020.pdf(2022
　　年2月22日取得)

8．産後のこころの動き

丹羽早智子

　出産後，赤ちゃんと出会い，親子のやりとりが始まります。分
娩後母体が妊娠前の状態にもどるまで約6週間ほどかかりますが，
その時期は身体の中に別のいのちを抱えていた自分から，母とし
ての自分になる時期でもあります。

1）出産直後

　母親は高揚した気分の中で戸惑いながらも赤ちゃんとのかかわ
りを積み重ね，親なりにわが子とのかかわり方を身につけていき
ます。生まれたばかりの赤ちゃんでも相手の反応をみながら反応
を返すことができることがわかってきています。生まれた直後か
ら外界と積極的に交流を行おうとし，人の顔を好んで見つめ，あ
やされるとむずかるのをやめ，話しかけに身体の動きを使って，
反応し能動的に周囲に働きかけようとしています（Brazelton,
1998)。出産後の早期母子接触では肌と肌を合わせる身体体験や
赤ちゃんがおっぱいを探しだしていく力などを実感することで，
生理的なレベルと感覚のレベルでのやりとりを行い，赤ちゃんに
合わせたかかわりを次第に深めていくようになります。
　また出産直後の赤ちゃんの存在は母親の意識の中で自分とは明
確に分離された別の存在ではなく，赤ちゃんが周囲にどのように
受け止められ，ケアされたかはまるで母親自身がケアを受けたか

のような感覚をもたらします。「かわいいね」と赤ちゃんを受け止めてもらい，「やっぱりお母さんね」と母としての自分を支えてもらい，「それでいいのよ」と赤ちゃんとのやりとりを温かく見守ってもらうなかで親としての自信を深め，わが子の親として育っていきます（永田，2011）。

2）母乳について

　出産後すぐに十分に母乳がでる人は少なく，ほとんどの人は数日たってから乳汁が出始めます。たとえ母乳が出ていなくても，母乳の吸啜を頻回に繰り返すことでオキシトシンというホルモンが分泌され，脳内（内側視索前野）に働きかけて，母としてのスイッチが入ります。出生後に赤ちゃんと肌と肌が触れあう早期接触を行うことでもオキシトシン分泌が促され，心も体も変化し，親子の絆が深まっていきます。赤ちゃんにとっても母乳は母親の匂いを覚えたり，抱かれることの心地よさを覚えながら母親を認識し，母子関係や子ども，母親双方の健康状態に吸啜そのものが良い影響を与えます。

　母乳は子どもにとって健康的な発育・発達を促すための最適な栄養と免疫を含み，人工乳に比べて消化しやすく，多くの急性・慢性疾患のリスクを低下させる予防薬のような効果があることが分かってきています。また母親にとっても母乳育児によって産後の出血量が減少し，子宮の回復を促すこと，産後の体重減少が促されるなどのメリットがあり，母乳育児期間が長いほど母親自身の疾病予防効果があるといわれています（黒川，2020）。

　母乳の分泌が増えていくと，子どもの吸啜によりオキシトシンとプロラクチンが分泌し次第に分泌量が増え，子どもの吸啜が上手になり共同作業のように授乳が進んでいきます。子どもが泣き出すとお腹がすいたのかなと読み取り，母乳を与えそれを懸命に

吸啜する姿を見つめ，満足そうに眠るわが子の姿をみると母親と
しての自信がついていきます。

　また子どもをなだめるために乳房を含ませると，子どもの興奮
や緊張の高まりは落ち着き，穏やかな至福の時を迎えます。その
とき母親は自分の乳房・乳頭が子どもの心をおだやかにし，なだ
め，調整することができることを感じます。赤ちゃんにとってこ
の体験は豊かな感情を育み，自己調整を学ぶことになり，母親が
赤ちゃんの心を育てていくことにつながっています。

　反対になかなか分泌が進まなかったり，子どもがうまく吸啜す
ることができなかったりすると，赤ちゃんが泣いてむずかる姿を
みることで，母親失格なのではないかと落ち込み，赤ちゃんから
責められているように感じることもあるでしょう。母親の心理状
態によっては赤ちゃんの行動の読み取りがネガティブになると自
分を拒否されたように感じることもあるかもしれません。また服
薬や体調の関係などで，母乳を飲ませることができない場合，罪
悪感を感じたり，母としての傷つきを感じていることもあります。
服薬していても種類やタイミングによっては母乳を飲ませること
ができることもありますので，はじめからあきらめずに助産師，医
師などとよく相談することも大事なことであり，丁寧な関わりが
必要な場合もあります。

3）育児について

　おむつ替えや沐浴，抱っこなど繰り返し子どものケアをするこ
とで育児に次第に慣れていきます。赤ちゃんが飲みたいタイミン
グがわかってきたり，好きな抱っこの仕方，落ち着かせ方などが
わかってくると，母親としての自信がついてきます。しかし，母
親は出産後母体が回復するまでは，身体のつらさや授乳による睡
眠不足などで気持ちに余裕がなく，涙もろくなったり気分の不安

定さがある場合もあります。その場合，赤ちゃんのケアをすること自体が大変になり，できない自分を責めてしまうこともあります。そうした場合は夫や祖父母によく頑張っていることをねぎらって認めてもらうこと，休んでもいいこと，赤ちゃんのお世話を交代してもらうことが母親にとっては大きな支援になります。誰かが一緒に赤ちゃんをみてくれて，泣きの意味を一緒に考えてくれたり，落ち着かない気持ちを支えてくれたりするだけでも，目の前の赤ちゃんと向き合い，かかわり合うことができるようになります。赤ちゃんにとっても，おむつ替えの時に「気持ち悪かったね」と声をかけてもらったり，沐浴をしながら「気持ちがいいね」と赤ちゃんの反応や動きに意図を読み取りながらかかわってもらうことは，赤ちゃんの感じている身体の感覚と感情をつなぎ，まとまりを持った自分としての感覚を育てます。そうした周りの暖かな目が親子の関係性が悪循環になることを防ぎ，親子の交流を深めます。

4）家族関係の変化

　父親は出産後に直接子どもに出会い，抱いて実感することで自然に子どもに話しかけたり，子どもからの反応を感じることで子どもの存在にのめり込み，親としての意識が急激に変化していきます。出産に立ち会った父親は，母親を通した間接的な経験ではなく，子どもとの直接的な交流によって子どもの存在を受けいれ，親としてのうれしさや責任感などのさまざまな思いを抱きます。出産という体験をすることでしか得られない生命の神秘さや力強さ，言葉にならない感動を感じ，これからの新しい家族像を想像します。

　父親の育児を促進するために 2010 年に厚生労働省雇用均等・児童家庭局が「イクメンプロジェクト」を開始し，父親自身が子

育ての喜びを実感し，親としての責任を認識しながらも仕事と子育てを両立できるような支援が始まっています。それは「母親支援のための父親の育児参加」ではなく，「父親の主体的な子育てにむけた支援」へと変わり，父親自身が主体的に育児に関与することが推進されてきています。しかしその一方で父親として育児をするだけではなく家族のために一層仕事への責任感をもち意欲が増す人もいるでしょう。父親の職場の立場や役割，会社全体の雰囲気や上司の理解などを得ることが難しく，育児をやりたいと思っても仕事との狭間で葛藤を抱えることもあります。

　父親は母親のように事前の知識を得る機会が少なく，経験したこともない育児をどう受け止めたら良いかわからず自信が持てず不安を感じやすいかもしれません。森田ら（2010）は，子どもの誕生前に子育ての知識があるか否かによって子育てに対する意味づけに違いが生じ，その後子育て行動に影響を及ぼしていたことから父親が出産や子育ての知識を得ることの重要性を指摘しています。出産前から母親と一緒に育児の知識を得る機会を得たり，出産後の生活をイメージしてやって欲しいこと，父親としていつ何ができるのかを話し合うことでこの移行期をうまく乗り越え，育児への意欲を向上することができるでしょう。この親としての移行過程では，子どもの成長とかかわりの中で少しずつ父性が育まれ，育児に対する自信や安心感を獲得しながら父親自身が成長していきます。

　さらに夫婦の親が祖父母となり，家族関係が大きく変化します。祖父母にとっては，自分たちの子どもが親となり，これまでの関係性や役割が変化します。祖父母が育児をした時代と異なることも多く，どうしてほしいのか，してほしくないのかなどわからないことも多く，遠慮がちになったりすることもあるでしょう。これまでの親子関係が反映される場合も多いのですが，出産育児を機

にコミュニケーションをとることで親子の関係を修復し，新たな
つながりを持てる場合もあるため手伝ってほしいことを伝え，産
後の里帰りなどのサポートなどでお願いできるとよいかもしれま
せん。こうした役割の変化への適応は人によってペースは異なり，
それまでの育ちや祖父母からのサポート，子どもの病気などの影
響を受けてうまくいかない場合もあります。それぞれのペースで
変化を受け止めていくことが必要でしょう。子ども中心の生活へ
変化し母親となった妻と夫のコミュニケーションはとても重要で
す。大変な時期を両親で乗り越え，日々の小さな出来事や母親と
の会話の中から1つでも楽しみや喜びを見いだし，家事や育児の
悩みや喜びを分かち合い，ともに子育てをしている感覚をもつこ
とができると夫婦間の情緒的関係がいっそう深まり，家族として
の絆が育まれていきます。

文　　献

Brazelton TB, Nugent J (1995) Neonatal Behavioral Assessment Scale.
　(3rd ed)（亀山富太郎監訳，川崎千里訳（1998）ブラゼルトン新生児行動
　評価［第3版］．東京医歯薬出版．）

堀内勁（2016）親と子の出会いを支えるカンガルーケア．In：永田雅子編：別
　冊発達32「妊娠・出産・子育てをめぐるこころのケア　親と子の出会いか
　らはじまる周産期精神保健」．ミネルヴァ書房，pp.108-117.

厚生労働省：雇用均等・児童家庭局「イクメンプロジェクト」．https://
　ikumen-project.mhlw.go.jp/（2022年11月9日取得）

黒川賀重（2020）母乳育児のサポート．赤ちゃんを守る医療者の専門誌 with
　NEO, 33(2); 33-41.

森田亜希子・森恵美・石井邦子（2010）親となる男性が産後の父親役割行動を
　考える契機となった妻の妊娠期における体験．母性衛生, 51(2); 425-432.

永田雅子（2011）周産期のこころのケア―親と子の出会いとメンタルヘルス．
　遠見書房, p.19.

9．産前産後のメンタルヘルス

酒井玲子

　産前産後は，身体の変化のみならず，環境やアイデンティティなどさまざまな変化がめまぐるしく起こることから，心理的危機状態に陥りやすい時期です。この心理的危機は，「母親になっていく」過程において，誰しもが通る道であり，特別なことではありません。産前産後の女性は，この危機を乗り越えて，「母親」という新しいアイデンティティを獲得していきます。しかし，この危機をうまく乗り越えることができない場合，母親自身がもとから抱える葛藤にとらわれてしまったり，不安や抑うつ感が過度に高まり，目の前の赤ちゃんに没頭することができなくなり，赤ちゃんとの間で安定した関係を育んでいくことができなくなることもあります。そのため，この時期には，母親のこころの揺れ動きに寄り添いながら，母親が母親になっていく過程を見守り，母親のメンタルヘルスを支えていくということが重要です。

1）母親になるということ

　女性は，子どもを妊娠，出産したからといって自動的に母親になるわけではありません。筆者は，出産まもない母親の病室を訪れた際に，助産師が「お母さん」と呼びかけると，赤ちゃんの母親ではなく，病室を訪れていた祖母が返事をし，母親は遅れて自分が呼ばれたことに気づくという場面に何度も遭遇しました。このやりとりは，母親として何十年も過ごしてきた祖母の中には，しっかりと母親としてのアイデンティティができあがっており，まだ母親になって数日の母親の中には母親というアイデンティティが獲得されていないことをあらわしていると感じます。

　母親になっていく準備は妊娠中から始まり，長い年月をかけて母親になっていきます。子どもが生まれるということは，「おめでたいこと」「喜ばしいこと」としてよい面ばかりとりあげられることが多いですが，母親にとっては，これと引き換えに我慢することが増え，失うものも多く，同時に大きな喪失感を感じる体験になるとも言えるでしょう。そのため，産前産後の母親に会うときには，よい面だけでなく，両方の気持ちがこころの中で複雑に絡みあったり，行ったり来たりするものであるということを，周産期の支援に関わるスタッフはどこか頭の片隅にとどめておく必要があるでしょう。

　さらに，母親になったことで，自分以外の人の命を守るという大きな責任を担うこととなります。そして，まだ自分の中に母親というアイデンティティができあがっていない段階であるにも関わらず，周囲からは母親というまなざしでみられるようになったり，これまで夫の親族と感じていた人たちが世代の継承者というまなざしを向けてくるなど，急に新しい役割を求められるようになり，プレッシャーと感じる人もいます。また，周囲からのプレッシャーだけでなく，実は誰よりも母親自身が，妊娠，出産したら母親にならなくてはいけない，そして赤ちゃんをかわいいと感じなくてはいけないと強く感じていることも多く見られます。そのため，妊娠中や産後に赤ちゃんをかわいいと感じられなかった体験をした母親は，自らを責め，そんな自分は母親として失格なのではないかと落ち込みます。

　確かに，この時期の母子間での安定した関係性は，赤ちゃんのこころの発達にとって大切な過程であり，この時期に母親が子どもに対して肯定的な感情を感じられないことは，乳幼児期の養育に必要なケアや関わりの妨げとなります。最近では，自分の赤ちゃんを愛おしく思ったり，親として守ってあげたいと思うなど，

親が子どもに抱く情緒的絆が欠如した状態をボンディング障害（Kumar,R. 1997; Brockington, 2001）として，とらえる見方もあります。

　妊娠中や産後まもない母親が赤ちゃんをかわいいと感じられない背景にはさまざまな要因があり，ただ問題としてとりあげるのではなく，背景にある要因に目を向け，母子の関係性が安定して築いていけるよう支援していく必要があります。たとえば，母体側のリスクや赤ちゃんが NICU に入院するなど大変な状況にあることから，かわいいなどと感じている余裕がないこともあります。また死産などを体験しており，その喪の作業ができておらず目の前の赤ちゃんをかわいいと感じることに罪悪感を感じてしまう場合もあります。母親自身に被虐待経験があり，かわいいというまなざしを向けてもらった体験が乏しい人もいます。このように，赤ちゃんに対する思いの背景はさまざまであり，こころの揺れ動きを慎重に見極め，個々に支援の在り方を検討していくことが大切となります。

２）児童虐待

　近年，児童虐待相談対応件数は年々増加しており，児童虐待の問題は我が国の大きな課題となっています。厚生労働省専門委員会の報告によると，心中以外の虐待死は０歳児がおよそ５割を占めています（厚生労働省，2021a）。虐待は主に，身体的虐待，ネグレクト，性的虐待，心理的虐待の４つに分類されますが，０歳児の虐待死の多くがネグレクトとなっており，その大半は出産して間もない時期の遺棄による死亡であり，予期しない妊娠／計画しない妊娠や望まない妊娠が多いことも大きく関連しています。こうした母親たちは，周囲に妊娠を伝えることもなく自宅などで一人で出産し，同居中の家族にすら妊娠を気付かれず，誰にも相談

できずにいる孤独な現状がうかがわれます。

　妊娠中から気軽に相談できる環境を地域の中に整え，妊娠中からの切れ目のない支援を提供することにより，すべての妊産婦が安心して子育てができる支援体制を強化していくことは，乳児の虐待死を減らしていくために大切なことと考えられます。そのため，「健やか親子21（第2次）」では，すべての子どもが健やかに育つ社会を目指し，妊娠期から子育て期にわたる切れ目のない支援として，育てにくさを感じる親に寄り添う支援や，妊娠期からの児童虐待防止対策が重点課題とされました。それを受け，1カ月検診や乳児家庭全戸訪問までの産後間もない時期の産婦に対する支援の重要性が唱えられ，産婦健診を実施する自治体への国の助成制度（産婦健康診査事業）や，産後ケア事業について自治体に努力義務が求められるようになるなど，わが国での妊産婦のメンタルヘルスケアの枠組みの整備は急速に進みました。

　またネグレクトなど虐待の背景に産後うつの関与も指摘されており（木下，2015），母親の心身の健康は虐待予防の観点からも重要と考えられます。通常，母親は，目の前にいる赤ちゃんが泣くと，赤ちゃんの痛みや苦しみなどを想像しながら「抱っこしてほしいの？」「おむつが濡れて気持ち悪いのね」などと声掛けをし，赤ちゃんの不快な気持ちをなんとか取り除こうとします。しかし，母親自身が産後うつなどによって赤ちゃんとうまく関わることができない場合，赤ちゃんは不快な気持ちを受け取めてもらう体験が少なくなります。たとえ命に関わらなくても，人との関わりの中でこころを育んでいく赤ちゃんにとって，この時期に適切な世話を受けられずにいることは，安定したアタッチメント対象をこころの中に築いていくことが難しくなり，安心感を育むことに困難をもたらすことは重大なことです。

　また母親自身が幼少期にそのような体験をしていない，すなわ

ち安定したアタッチメント対象がこころの中に築かれていない場合，赤ちゃんの不快感を受け止めきれず，赤ちゃんが自分を責めていると捉え，赤ちゃんとの関わりをやめてしまったり，攻撃を向けてしまうこともあります。Fraiberg ら（1975）は，これを「赤ちゃん部屋のお化け（Ghosts in the Nursery）」と名付けています。母親は，知らず知らずの間に自分自身が幼少期に体験したことを自分の赤ちゃんとの間で再現してしまうことがあり，これを世代間伝達（Intergeneration Transmission）とよびます。このような母親に対して，わたしたち支援者は，不安や葛藤に寄り添い，母親自身が幼少期に体験できなかった安心感を提供していくことが重要となります。それにより，母親は新しい母親モデルを得ることができ，赤ちゃんとどのように関わったらよいかのヒントを得ることでしょう。

３）妊産婦の自殺

　妊産婦のメンタルヘルスの重大な問題として，もう一つ，自殺があります。医学の発展と共に妊産婦の死亡は減少していますが，その一方で周産期に自殺する女性が少なくないという現実があります。2005 年から 2014 年の東京 23 区内の妊産婦の自殺による死亡について調査を行った東京都監察医務院および竹田ら（2016）の報告によって，10 年間で 63 件（妊娠中 23 例，産後 40 例）が自殺による死亡であり，身体疾患や産科的な理由による死亡より自殺が多いということが明らかになりました。また，さらに範囲を広げて人口動態統計出生票および死亡率の連結から抽出したデータを調査した大田ら（2021）の報告では，産後 1 年未満の産婦死亡の約 3 割が自殺でした。これらの調査では，妊娠中および産後に亡くなった半数近くの人がうつ病や産後うつ病などなんらかの精神的問題を抱えていたこと，35 歳以上，初産，世帯

の職業が無職の人が多いことが報告されました。これらのことは，わたしたち支援者にとって衝撃的な事実であり，産後の自殺を何とか予防したいという思いから，産後うつ病など精神的にハイリスクな妊産婦を早期に発見することはさらに重視されるようになってきています。

　自殺に追い込まれる人の特徴として，心理的視野狭窄に陥りやすいということがあります。支援者が母親との間で信頼関係を築き，日頃から相談できる相手となっておくことは，母親が孤独の中で一人奮闘し，心理的視野狭窄に陥ってしまうことを防ぐ手立ての一つになるでしょう。

4）母親と家族について理解を深める

　ここまで述べてきたように，母親になっていく過程において，母親はたくさんの心理的危機にさらされます。この時期を見守り支援をしていくために，母親のメンタルヘルスに注意をむけ，ケアを行っていく必要があります。母親のメンタルヘルスや支援を考えていくうえで，まずは母親とその家族について理解することは大切です。それぞれの医療機関や自治体が，各施設や地域の状況などにあわせ，チェックリストや質問紙などを用いて包括的なアセスメントをおこなうようになってきています。たとえば下記のようなパッケージもあります。この活用については，「妊娠中から始めるメンタルヘルスケア―多職種で使う3つの質問票」（吉田ら，2017）といった支援マニュアルを参照してみてください。

①育児支援チェックリスト

　精神科既往歴，ライフイベント，住居や育児サポートなど9項目からなっています。これにより，妊産婦の置かれている状況や背景要因を把握することができます。チェックリストを実施するだけでなく，その回答を通して丁寧に話を聴くきっかけとするこ

とが大切となります。

②エジンバラ産後うつ病質問票（EPDS）

　産後うつ病をスクリーニングするために, Cox ら（1987）が開発した自己記入式質問票です。詳しくは 5 章 1 を参照してみてください。

③赤ちゃんへの気持ち質問票

　Kumar（1997）の原案に基づいて, Marks が開発（未発表）したものを吉田（2012）が日本語版として臨床的妥当性を検討した10問からなる自己記入式質問票です。母親が赤ちゃんに対して抱く気持ちをたずねており, 1 歳未満の赤ちゃんをもつ母親に実施することができます。この質問紙の得点が高い場合, 赤ちゃんに対して否定的な気持ちが強いことをあらわします。EPDS と同様に, 回答されたものについて質問し, 気持ちを確認していきますが, 赤ちゃんへの否定的な気持ちが語られると, 支援者のこころの中に母親を批判したり, 諭したくなる気持ちがわくこともあるでしょう。そのような時には, 支援者自身の気持ちをしっかりと自覚した上で, まずは母親の話にじっと耳を傾け, 母親の気持ちに思いを馳せてみるとよいかもしれません。そうすることで, 母親自身がそのまま受け止めてもらえたという体験となり, 母親が目の前の赤ちゃんと向き合うきっかけとなることも少なくないでしょう。

　産前産後の母親のこころはとても繊細で, 常に揺れ動いています。母親として自信がもてなかったり, 不安を感じている場合, これらのスクリーニングを行うことで, さらに母親のこころを傷つけたり追い詰めてしまうこともあります。母親になっていく過程はそれほど心理的に負荷のかかるものであることを留意しながら, これらのスクリーニングツールの使用にこだわらず, タイミングや施設の状況に合わせた形で, それぞれの母親やその家族の役に

たつ支援計画をたてていきましょう。また，周産期のメンタルヘルスケアは，ハイリスク妊産婦だけでなく，すべての母親にとって必要です。精神的にハイリスクの母親をあぶりだすことが目的となってしまわないよう細心の注意を払いながら，母親が安心して育児に没頭できる環境を提供できるよう，母親と赤ちゃん，そして二人を取り巻く家族や環境についての理解を深めていきましょう。

文　　献

Brockington IF, Oates J, George S, Turner D, Vostanis P, Sullivan M, Loh C, & Murdoch C（2001）A Screening Questionnaire for mother-infant bonding disorders. Archives of Women's Mental Health, 3(4); 133-140.（吉田敬子訳（2003）養育者の愛着スタイルとボンディング障害. 精神科治療学，53; 7-17.）

Cox JL, Holden JM, & Sagovsky R（1987）Detection of postnatal depression. Development of the 10-item Edinburgh Postnatal Depression Scale. The British Journal of Psychiatry: The Journal of Mental Science, 150; 782–786.

Fraiberg S, Adelson E, & Shapiro V（1975）Ghosts in the nursery. A psychoanalytic approach to the problems of impaired infant-mother relationships. Journal of The American Academy of Child Psychiatry, 14(3); 387–421.

木下勝之(2015)周産期に生じる精神科的な問題. 総合病院精神医学, 27(3); 194-197.

厚生労働省（2021a）子ども虐待による死亡事例等の検証結果等について（第17次報告）の概要. https://www.mhlw.go.jp/stf/seisakunitsuite/bunya/0000190801_00002.html（2022年8月20日取得）

厚生労働省（2021b）令和3年度全国児童福祉主管課長・児童相談所長会議資料. https://www.mhlw.go.jp/stf/seisakunitsuite/bunya/000019801_00004.html（2022年8月20日取得）

Kumar RC（1997）"Anybody's child": Severe disorders of mother-to-infant bonding. The British Journal of Psychiatry: The Journal of Mental Science, 171; 175-181.

岡井崇（2016）資料3　うつ病等の精神疾患合併妊産婦の診療と支援について．第6回周産期医療体制のあり方に関する検討会．厚生労働省．https://www.mhlw.go.jp/file/05-Shingikai-10801000-Iseikyoku-Soumuka/0000134647.pdf（2022年8月20日取得）

大田えりか・森桂（2021）産褥婦の自殺にかかる状況及び社会的背景に関する研究．平成30年度厚生労働科学研究費補助金 行政政策研究分野政策科学総合研究事業（臨床研究等ICT基盤構築・人工知能実装研究）分担研究報告書（研究代表者：森崎菜穂）．https://mhlw-grants.niph.go.jp/system/files/2018/181013/201803001A_upload/201803001A0007.pdf（2022年8月20日取得）

鈴宮寛子・山下洋・吉田敬子（2003）出産後の母親にみられる抑うつ感情とボンディング障害―自己質問紙を活用した周産期精神保健における支援方法の検討．精神科診断学，14(1); 49-57.

高橋祥友（2006）医療者が知っておきたい自殺のリスクマネジメント［第2版］．医学書院．

竹田省（2018）日本の周産期メンタルヘルス対策に関する産科医からの提言．総合病院精神医学，30(4); 312-318.

竹田省・引地和歌子・福永龍繁（2016）東京都23区の妊産婦の異常死の実態調査．第68回日本産婦人科学会学術講演．

Yoshida K, Yamashita H, Conroy S, Marks M, & Kumar C（2012）A Japanese version of Mother-to-Infant Bonding Scale: Factor structure, longitudinal changes and links with maternal mood during the early postnatal period in Japanese mothers. Archives of Women's Mental Health, 15(5); 343–352.

吉田敬子・山下洋・鈴宮寛子監修（2017）妊娠中から始めるメンタルヘルスケア―多職種で使う3つの質問票．日本評論社．

10.　妊産婦の精神疾患

酒井玲子

　産前産後は，急激なホルモンバランスの変化や環境の変化に加え，アイデンティティが揺らぐ時期であり，メンタルヘルスに不調をきたしやすいことは，前述しました（2章8参照）。これらの

メンタルヘルスの不調は，時に精神疾患として現れることもあります。また精神疾患合併妊婦なども増えています。医師ではない支援者は，診断や治療を行うことはできませんが，病態などによって支援方法が異なってくることもあるため，ある程度の精神医学的知識は必要とされます。また最近では，精神科医や心療内科医がいない産科クリニックや病院に心理職が勤務している場合も増えてきており，精神科と連携をとる必要があるかなどの判断を含め，母親の精神状態のアセスメントは，心理職に任されることも多くなっています。精神疾患の合併等がある母親であることがわかると，私たちはつい疾患に目を向けがちとなります。そんな中，少し踏み止まり，疾患だけに目を向けるのではなく，目の前にいる母親とその家族のこころに思いをはせながら，母親が母親として機能できるよう関わっていくことも重要です。

　産科で出会う精神疾患は，主に産前産後に発症する場合と，もともと精神疾患を抱えている人が妊娠をしたという場合とがあります。ここでは，精神疾患についての知識ではなく，支援のポイントを中心に述べていきたいと思います。

1）周産期発症
①周産期うつ病（産後うつ病）
　妊娠中の母親は，うつ病の既往があったり，初めての妊娠・出産であることなどからうつ病になるケースはあるものの，頻度はそれほど多くありません（Brockington & Kumar, 1982; Kitamura et al, 1993）。周産期発症で注意が必要なのは，主に産褥期（通常は出産後から 6 〜 8 週間）です。産後は，急激なホルモン変動や出産に伴うストレス，心理社会的変化などから，大半の人が多かれ少なかれマタニティブルーズ（Maternity Blues）を体験します。マタニティブルーズは，生後 3 〜 10 日頃にあらわれ，涙もろさと

抑うつを主な症状とする一過性の状態であり，多くは2週間以内に消失するものですが，そのうちの一定数の人が産後うつ病に移行すると言われています。産後うつ病は，通常のうつ病と主症状はほぼ変わりませんが，本人の訴えは授乳や赤ちゃんに関することが主であり，明確な理由や具体的な根拠がない漠然としたものが中心です。また本人が自分でうつ病であることを自覚していることは少ないため，注意が必要です。産後うつ病は，EPDS（5章1参照）によるスクリーニングが広く知られています。EPDSの現場での有用性は，これにより産後うつ病の可能性に気づき，必要な支援・治療につなげられるだけでなく，客観的指標として多機関・多職種間での共通言語となりうることから，精神科治療につなげやすいところにもあるでしょう。

②産褥精神病

　またごくまれに産褥精神病を発症する方もいます。産褥精神病は通常，出産後2週間以内の早期に発症し，比較的急激に悪化し，不眠や焦燥を訴えた後に幻覚・妄想など精神病症状が急に出現したり，症状が日々変動したりする急性多形性精神病です。過去に双極性障害の既往があることがリスク因子と言われ，産後3日以内の軽躁症状の出現との関連も報告されています。

　本人からは不眠や情緒不安定さとしてのみ訴えられたりすることもあるため，時に精神病状態であることが気づかれにくいこともあります。産褥期精神病の場合，病識がなく急激に精神的混乱をきたすことがあるため，速やかに精神科受診へとつなげるなど，母子の安全の確保を第一に対応することが大切となります。かなりの頻度で精神科入院となることも想定し，赤ちゃんをどうするのかという問題も含め，夫や産婦の両親などキーパーソンとなる家族の，治療への理解が欠かせません。家族とはきちんと話をし，協力をして精神科受診につなげることで，よりスムーズに治療へ

と進めていけることでしょう。また，病識がなかった期間の様子を，産婦自身が後から知ってショックを受けることも少なくありません。精神科治療と並行して，退院後のこころの揺れ動きにも注意を払い，支援者のほうで見守っていく必要があるでしょう。

2）精神疾患合併妊産婦

　近年，精神科治療薬の改良と，精神疾患の軽症化から，精神疾患を抱えた女性が妊娠出産することが増えてきています。その中でも統合失調症などは投薬治療が必須であり，妊娠とのバランスなど本人や家族と話し合っていくことが大事になってきます。特に，妊娠初期の流産や催奇形性などのリスクについては，きちんと話しあっておく必要があります。また一方で，精神科治療薬を服薬することは症状が悪化しないようにすることは母児を守ることにもなります。治療薬には必ずリスクとベネフィットがあり，ベネフィットがリスクを上回っている必要があります。ここで言うリスクとは，服薬によって健康や安全がおびやかされることであり，ベネフィットとは，服薬によって得られる効用や恩恵のことです。これらのリスク・ベネフィットのバランスについては，一度決断しても，本人や家族は不安や葛藤を抱え続けます。周産期で関わる支援者は，妊産婦や家族の気持ちに寄り添いつつ，勝手に精神科治療を中断しないようサポートしていくことも大事になるでしょう。

　また他に，パニック発作などの不安障害，摂食障害などを抱えた妊婦ともたびたび出会います。不安障害を抱える妊産婦は，不安のコントロールが難しかったり，「また発作が起こるのではないか」といった予期不安がみられたりします。また，赤ちゃんの安全や健康について過度に心配し，「子どもを傷つけてしまうのではないか」などの不合理な考えに支配されてしまったり，子ども

がばい菌に冒されないよう必要以上に清潔にこだわることなども
みられます。不安が高まると，同じ話を何度も繰り返したり，細
かい質問をいくつもしたり，ナースコールが頻回となったりなど
がみられるため，支援者が辟易とすることもあるかもしれません。
不安障害を抱える妊産婦は赤ちゃんを大事に思っているからこそ
不安が大きく，この不安をなんとかしてほしいという強い気持ち
を支援者側に無意識に投げこんで来ることがあります。そのため，
支援者も何とかしてあげたいという強い気持ちがでて来ます。し
かし，一生懸命傾聴したり正しい知識などを伝えても，一向に不安
が減少することのない様子に，支援者のほうが疲れてくることも
あるでしょう。このような方たちと関わるときには，強く不安に
なっているしんどさを受け止めるくらいしかできないと割り切り，
不安の軽減は専門家に任せたほうが，継続して支援を続けていけ
る場合もあるかもしれません。また，摂食障害を抱える妊産婦の
中には，摂食障害であることを隠す人も少なくありません。しか
し，自らの食行動が赤ちゃんの発達に大きな影響を与える罪悪感
から摂食障害の治療への動機付けが高まる妊産婦も少なからず見
られます。それまで語ろうとしなかった妊産婦が，突然，摂食障
害であることを語り始めたら，話してくれたことをねぎらい，精
神科など適切な治療へとつないであげるとよいでしょう。

　発達障害や知的障害を抱えた妊産婦もいます。このような障害
を抱えた方たちと関わる際には，あいまいな表現を避け，できる限
り具体的に教えたり，口頭ではなく，視覚化できるよう紙に書い
て伝えるなど，関わりに工夫が必要です。また，退院後の育児に
おいても，家族や周囲のサポートがとても重要となるため，入院
中から家族にも一緒に育児指導を行っていくとよいでしょう。家
族の障害への理解が困難な場合，地域の保健師などとも早期から
つながりを作り，母親が一人っきりで育児をしないといけない状

況を作らないようにすることも大切になってくるでしょう。

　周産期の女性が精神的に不安定になることは当然ではあるものの，その理由や背景はさまざまであり，精神科治療が不可欠な場合もあれば，抱える環境が整えば安定するような心理的・環境的な問題の場合もあります。背景に精神疾患を抱えていても，環境が整っていれば，通常の妊娠出産プロセスをたどることができる人もたくさんいます。そのために，さまざまな職種が連携をとり，その人にあった支援や治療を提供していくことが大切となります。

文　　献

Brockington IF & Kumar R（1982）Motherhood and Mental Illness. Grune & Stratton.

Kitamura T, Shima S, Sugawara M, & Toda MA（1993）Psychological and social correlates of the onset of affective disorders among pregnant women. Psychological Medicine, 23(4); 967-975.

菊地紗耶・小林奈津子・本多奈美ほか（2015）周産期に新たに生じる精神科的問題への介入―精神科医に求められる役割．総合病院精神医学，27(3); 212-218.

永田雅子（2017）新版 周産期のこころのケア―親と子の出会いとメンタルヘルス．遠見書房．

西園マーハ文（2011）産後メンタルヘルス援助の考え方と実践―地域で支える子育てのスタート 第2版．岩崎学術出版社．

周産期メンタルヘルスコンセンサスガイド（2017）日本周産期メンタルヘルス学会．http://pmhguideline.com/consensus_guide/consensus_guide2017.html（2022年8月20日取得）

11．多職種でこころを守る

酒井玲子

　妊娠・出産に際して，さまざまな職種の人が，それぞれの立場

で母子を支えています。産婦人科医，助産師，看護師はもちろんのこと，新生児科医や小児科医，薬剤師，医療ソーシャルワーカー，心理職と医療機関内だけでもたくさんの職種が関わっています。多くの人が関わるようになると，齟齬も生じやすくなります。せっかく，それぞれが母子のために力を尽くしていても，連携がうまくとれておらず，院内の支援者の言っていることが違ったりすると，母親はとても不安に感じたり，不信感を抱いたりします。まずは母親が安心して出産ができるよう，医療機関内の横のつながりが大切となります。また，身体疾患合併症を抱えた妊産婦などの場合，他科の医師やかかりつけ医などとの連携が必要となります。また，近年，統合失調症などの薬が改良されてきたことにより精神疾患合併の妊産婦が増えていたり，妊産婦の自殺者に精神疾患の既往や産後うつ病など精神的リスクが多くみられていたことから，精神科医との連携も重要視されています。

1）チーム医療
①チームにおける心理職

　近年，精神科のない総合病院が増えてきたことから，大学病院であれば精神科医がいるかもしれませんが，精神科医のいない医療機関では，メンタルヘルスケアの担い手として，心理職に期待が寄せられることもあります。心理職はこころの専門家ではありますが，精神科医とは違い，診断もできなければ投薬治療などを行うこともできないという限界をきちんと知っていることも大切です。周産期チームにおける心理職の役割は，置かれている立場などによって違いがあります。精神科の一員として参加するときには，精神科医のパートナーとして，精神疾患など主科から依頼のあった特定の妊産婦に対し，心理アセスメントや心理療法を行う場合が多いでしょう（コンサルテーション型）。

　周産期は自らの人生を振り返る機会となることが多く，成育歴に葛藤を抱えた妊産婦は，母親としての機能が脆弱になりやすいことに注意が必要です。母親自身がこの機会に人生を振り返ることがその後の母子関係の構築によい影響を及ぼすこともももちろん多々ありますが，通常の心理療法のように深く話を聴きすぎて依存を高めすぎてしまうことは，母親が母親として機能することを困難にさせ，「わが子の大事な時期にきちんと関わってあげることができなかった」「子どもに目を向けることができなかった」などという思いを母親に喚起させ，母親を傷つけてしまうことにもなりかねません。母親自身と相談しながらまずは母親としての機能を守っていくことを大切に関わるとよいでしょう。

　一方，産科やNICUなど周産期の心理職は，妊産婦の精神疾患の有無などによらず，広く母子のこころに目を向けていくことが主となります。そこでは周産期チームの一員として理解したことを共有したり，共に支える役割を求められます（リエゾン型）。関わっていない事例であっても心理職としての客観的な意見を求められることもあります。産科クリニックなどの場合，他機関の精神科医などと連携が必要となってくることもあるでしょう。心理職は，その際の橋渡しをすることもあります。そのため，周産期の心理職であっても，精神科医療での考え方を知り，共通言語を身につけておくことは大切となります。

　心理療法を行っている妊産婦の場合，心理職はクライエントとの守秘義務を大切にするため，どこまで共有していいのか迷うことも多々あるかもしれません。まずは妊産婦とその家族にとって何が一番大事なことかを常に考えながら，守秘義務と連携のバランスをとっていくことは必要です。また，どの話を多職種と共有するかなど，きちんと本人と話をすることも時には必要かもしれません。

②チームでこころを守るということ

　多職種がひとつのチームとして連携をしていくことは，それぞれの立場やよってたつ理論，枠組みなども違うことから，なかなか困難を要することも多く見られます。また，さまざまな問題を抱えた妊産婦やその家族と出会うことから，医療者の中に怒りや悲しみ，そして無力感などがわきおこることも多く，そのようにこころがまきこまれ，感情的になりやすい場であるため，そのことも連携を困難にさせるでしょう。そんな中，個々の専門性や違いを認めながら，一方で個々のこころの中にわきおこった感情も大切にし，妊産婦をありのまま受け止められるような成熟したチームに育てていくことも大切です。助産師や看護師などは，常に揺れ動く妊産婦のこころに最も近いところにいます。妊産婦は，そのときの気持ちの揺れ動きに自ら自覚できていないことも多く，気持ちの問題としてではなく，妊産婦や赤ちゃんの身体的問題や育児手技の相談などの形で不安を伝えてくることも多くみられます。健診や育児指導など通常の関わりの中で，「よくわからないけれど何か気になる」と感じるこの感覚を，「よくわからないまま」共有できるチームは成熟したチームといえます。多職種のチームであるということは，自分ができることとできないことをしっかりと見極め，他の職種の専門性を知った上で相談し，委ね，協働することができる相手がいるということです。チームによって医療者が抱えられ，安心して妊産婦に関わることができる場をつくっていくことは，妊産婦のこころを守る上で重要です。

③チーム医療の実際

　周産期の母子を支えていくためには，それぞれの職種が，各施設の特徴に合わせて，専門性を活かしていくことができるチームを作ることが望ましいです。たとえば大学病院などの高次医療機関では，ハイリスク妊産婦が多いという特徴がみられ，内科医な

ど各診療科との連携も重要となります。一方で地域の中核病院では比較的身体的に健康な妊産婦が多くなることから周産期医療に携わる医療者だけのチームとなるかもしれません。

　また昨今，精神科病棟をもつ総合病院が減少していることから，精神科病棟のある総合病院や大学病院などの場合，精神疾患合併の妊産婦が近隣産科クリニックから転院してくることも多い傾向がみられています。たとえば筆者の勤務する大学病院では，精神疾患合併妊産婦が多いことから，産科・新生児科の医師・看護師・助産師に加え，精神科医・心理職・ソーシャルワーカー・病院事務で構成された「周産期母子サポートチーム」（図2-4）が開設され，妊娠期から産後，地域につなぐまでをチームで行い，切れ目のない支援を行っています。チームでは，妊娠が判明した際の問診票による多角的アセスメントから始まり，ソーシャルワーカ

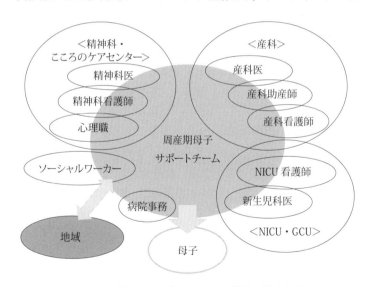

図2-4　周産期母子サポートチームの構成（筆者作成）

ーや心理職がベッドサイドを訪問し声かけする病棟ラウンドを行い，チームカンファレンスにおいて多部署・多職種間で定期的に情報共有を行うなどしながら，各職種がそれぞれの立場での支援を産後まで継続します。そして，地域保健師との合同カンファレンスを行い，退院後は地域にバトンタッチしていきます（図2-5）。チームができることで，他科他職種への理解と信頼関係が築かれ，チームとしての取り組みだけでなく各診療科の治療や支援の間にも連続性が生まれ，妊産婦と家族のこころについて皆で抱えていく風土ができていきます。また精神疾患を抱えた妊産婦などに関わることは，精神医療を専門としない医療者や支援者の中に必要以上に不安を喚起します。周産期のチームに精神科医や心理職が参加することで，周産期医療を行う医療者が安心して医療や支援に専念できるということもあります。

2）産科医療機関と精神科医療機関の連携

　精神科のない病院や産科クリニックなどの産科医療機関に，精神疾患合併の妊婦が来院することもあります。また，妊娠中や産後に精神疾患を発症したり，産後うつなどが疑われたりすることもあります。このようなときには，精神科や心療内科などの精神科医療機関との連携が必要となりますが，どのタイミングで，どのようにつないだらよいか，わからなくて困ることがあるかもしれません。自殺念慮・希死念慮，自傷他害の危険，精神病症状（幻覚・妄想など）などがみられる際には，速やかに精神科医療機関へ紹介する必要があります。それ以外の精神的不調についても，緊急性は低いかもしれませんが，妊産婦と赤ちゃんを守るために精神科医療機関との連携を必要とする場合があります。その場合は，妊産婦とその家族に対して，心配に思っていることや必要性を感じたことを率直に伝えることがポイントです。病識のな

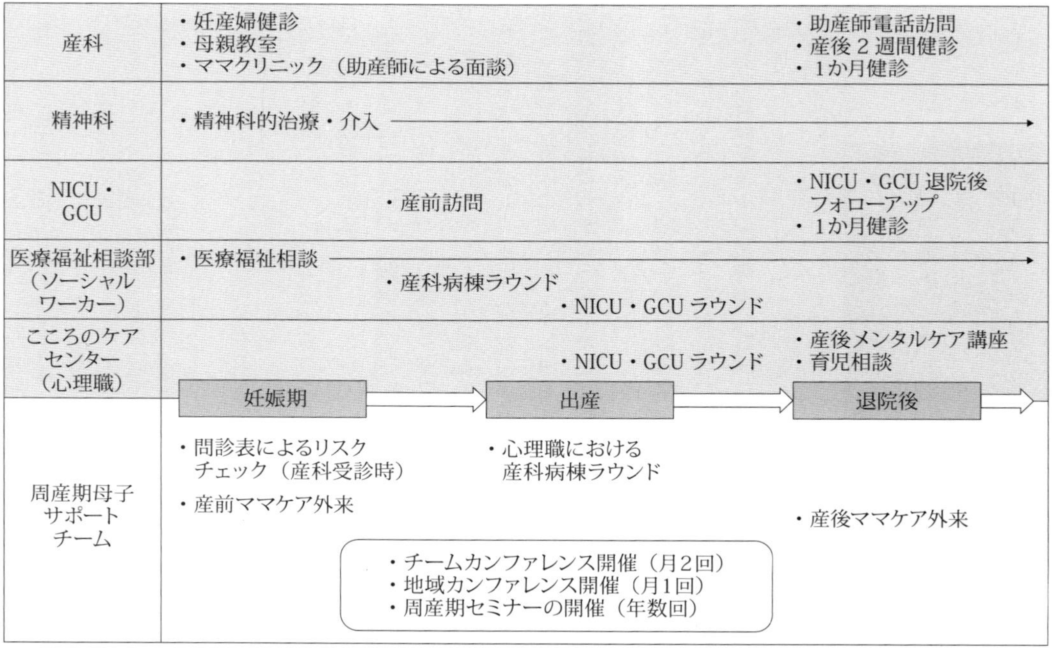

	妊娠期	出産	退院後
産科	・妊産婦健診 ・母親教室 ・マタニティクリニック（助産師による面談）		・助産師電話訪問 ・産後2週間健診 ・1か月健診
精神科	・精神科的治療・介入		
NICU・GCU	・産前訪問		・NICU・GCU退院後 フォローアップ ・1か月健診
医療福祉相談部 （ソーシャル ワーカー）	・医療福祉相談	・産科病棟ラウンド・NICU・GCUラウンド	・NICU・GCUラウンド
こころのケア センター （心理職）	・問診表によるリスク チェック（産科受診時） ・産前ママケア外来	・心理職における 産科病棟ラウンド	・産後メンタルケア講座 ・育児相談
周産期母子 サポート チーム	・チームカンファレンス開催（月2回） ・地域カンファレンス開催（月1回） ・周産期セミナーの開催（年数回）		・産後ママケア外来

図2-5　周産期母子サポートシステム

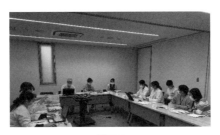

図 2-6

い精神病状態である時は別ですが，妊産婦やその家族が，なぜ自分が精神科を受診することになったのかわからなかったり，納得できていない場合などは，適切な治療や支援に繋がりにくくなります。また，紹介状には，産科医療機関として何を望んでいるのか，どのようなところが気になったのか具体的な状態や診察時の受け答えの様子など具体的なエピソードを少し記載しておくのもよいかもしれません。EPDS の得点が高かった場合，その得点と産後うつが疑われることのみが書かれた紹介状では，うつ病ではないと判断された場合にその場で終診となってしまうこともあります。他機関であっても，妊産婦を支援するチームとして機能するよう顔の見える関係を作っておくと，産科医療機関として精神科医療機関に何を求めているのかも伝わりやすく，連携がスムーズになるでしょう。

文　献

岩崎徹也ほか編（1990）治療構造論．岩崎学術出版社．

Balint M（1968）The Basic Fault: Therapeutic Aspects of Regression. London: Tavistock Publications.（中井久夫訳（1978）治療論から見た退行 ―基底欠損の精神分析．金剛出版.）

Obholzer A, Roberts DVZ, & Members of the Tavistock Clinic 'Consulting to Institutions' Workshop (Eds) (1994) The Unconscious at Work: Individual and Organizational Stress in the Human Services. Routledge.（武井麻子監訳, 榊惠子訳（2014）組織のストレスとコンサルテーション—対人援助サービスと職場の無意識.　金剛出版.）

Winnicott DW (1958) Collected Papers, Through Paediatrics to Psychoanalysis. Tavistock Publications.（北山修監訳（2005）小児医学から精神分析へ ウィニコット臨床論文集.　岩崎学術出版社.）

上別府圭子（2006）総合病院における臨床心理士—コンサルテーション・リエゾン活動に焦点を当てて.　臨床心理学, 6(1); 14-19.

第3章

赤ちゃんが何らかのリスクをもって 生まれてくるということ

1. 周産期医療の場とケア

永田雅子

1）周産期とは

　周産期とは医療的には，妊娠 22 週から出産後 1 カ月までを指します。37 週以降は正期産とされ，40 週の予定日前後で，2,500 〜 4,000 g ほどの体重で生まれてきます。

　37 週より前に生まれてくる場合は早産と呼ばれ，全出生数の約 5 ％，また，2,500 g 未満で生まれてきた赤ちゃんは低出生体重児と呼ばれ約 9.6 〜 7 ％と一定数存在しています。また出産のときの呼吸が苦しかったり，心疾患を持っていたり，医療ケアが必要な状態で生まれてきた赤ちゃんは新生児集中治療室（Neonatal Intensive Care Unit; NICU）に入院となります。現在では母体胎児集中治療室（Maternal Fetal Intensive Care Unit：MFICU），新生児集中治療室（Neonatal Intensive Care Unit; NICU），新生児回復室（Growing Care Unit; GCU）と出産前からを対象とした周産母子センターとして整備されてきました。

　NICU は，いくつかの扉を開けて入っていく特別な空間であり，その向こうでは機器に囲まれ，保育器に入り，チューブにつながれた我が子に出会うことになります。家族は，我が子が NICU に入院となったという事実に圧倒されるとともに，痛々しい子ども

の姿に、「この子は本当に生きていけるのか」「自分が触ったら状態が悪くなってしまうのではないか」といった怖さを感じています。一方の赤ちゃんも、十分成熟しないまま生まれてきていることも少なくなく、生まれてしばらくは状態も安定せず、相互交流の相手として十分に機能することはできません。赤ちゃんの状態も刻々と変化し、未熟で反応が弱々しい赤ちゃんの存在は、親の傷つきや罪障感といった内的な思いを刺激し、赤ちゃんの動きや反応を、自分に対するネガティブなメッセージとして受け止めてしまうことも起こってきます。

　またすべての赤ちゃんが元気に健康な状態で退院するわけではなく、経過の中で状態が急変し、亡くなってしまう赤ちゃんもいれば、疾患や重度の障害を抱えて生きていかなければならない場合もあります。家族は、思い描いていた赤ちゃんや赤ちゃんのいる生活を喪失したというグリーフワークと目の前の赤ちゃんとの関係を築いていくという心理的作業を平行して行っていくことになるため、親と子の関係を築いていくプロセスは、通常の妊娠・出産と比べて一定の時間が必要となります（永田，2017）。そのため、親と子の関係を築く道のりは通常の出産より時間がかかることが少なくなく、親と子の出会いと、そのかかわりを支えていくケアが必要となってきます。

　これまで NICU では、救命のための治療が最優先として行われてきましたが、1990 年代ごろから、子どもの発達と親子関係の発達への支援も治療の一つの柱とされるようになり、ディベロップメンタルケア（Developmental Care（DC）；Als et al, 1986）が取り入れられ、ファミリーセンタードケア（Family Centered Care（FCC）；Harrison, 1993）の考え方が主流となってきました。そうした流れの中で、医師や看護師が中心だったスタッフの中に、医療ソーシャルワーカー（Medical Social Worker; MSW）

やリハビリテーションスタッフ（理学療法士 Phisical Therapist; PT ／作業療法士 Occupational Therapist; OT），病棟保育士そして，心のケアを専門とする心理職が活動をするようになってきました。特に臨床心理士等の臨床心理技術者は 2010 年の周産期医療体制整備指針で配置すべき職員として位置づけられ，急速にその数を増やしてきました。2018 年の調査（永田，2018）では，全国のNICUの７割近くで臨床心理士をはじめとした心理職が活動をしていることが報告されています。では，周産期医療の中で，心理職はどういった役割を果たしているのでしょうか。

２）心理職としての活動
① NICU に入院になるすべての家族が対象

　NICU での心理ケアは，特別なケアとして，一部の家族にかかわっていくのではなく，入院となったすべての赤ちゃんの家族が対象となります。親は，子どもが NICU に入院になったことに多かれ少なかれ傷つきを感じています。妊娠・出産は誰もが不安を感じやすく，赤ちゃんとの出会いを支えていくことは，ごく当たり前のケアであるということを意識して関わっていくことが基本となっていきます。

　医療スタッフにとってみれば，精神的に不安定さを感じていたり，子どもとのかかわりが気になる親に心理職に関わってほしいという思いがあったり，赤ちゃんを預かる立場の医療者には話しにくい情報を聞いてほしいという思いがあるかもしれません。しかし，「心理の専門職」がかかわること自体を家族が特別なことのように感じられることもあるかもしれません。生まれてくる，あるいは生まれてきた赤ちゃんが何らかのリスクを抱えていることは，多くの家族にとって想像もしていなかったことであり，多かれ少なかれ傷つきを抱えていることを意識しておきたいものです。

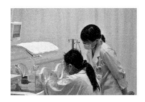

図 3-1

　また，NICU という特殊な空間の中で，赤ちゃんと一緒にゆっくりとほっとした気持ちで出会うことも難しいことが少なくありません。その中で，面会に来ている家族にそっと声をかけ，侵襲的にならないように寄り添い，赤ちゃんとの出会いを支え，赤ちゃんがいることで揺さぶられる家族の思いに耳を傾けていきます。また心理職は，医療ケアはできず，NICU の中では，赤ちゃんに何もしてあげることはできません。一方で，"できない"こと自体が，家族と同じ体験を共有していることでもあります。いろいろな思いを抱えたままそこに"being"することで，さまざまな思いを受け止め，抱えていくことができます。医療機器に囲まれた無機質な医療の場の中で，赤ちゃんと家族の出会いと関係の育ちをそっと包むように守り育てる機能を果たしていくことが一つの役割となっていきます。

②赤ちゃんと一緒に出会う

　従来の心理療法は，決められた場所，決められた時間に約束して会うことが通例でした。しかし周産期医療の場では，心理職が，日常的に NICU の中にいて，赤ちゃんと面会に来ている家族に赤ちゃんのベッドサイドで声をかけていきます。感染対策のために設置されているいくつかの金属の扉を開け，手指消毒をして，ようやく足を踏み入れていく場であるからこそ，非日常的な空間がそこには生まれてきます。また赤ちゃんを目の前にすることで，そこには赤ちゃんを中心とした関係が生まれ，周りの風景は意識の外

に追いやられることで二重に守られた枠が生じてきます。親−乳幼児精神療法（Stern, 1995）と同じような空間がそこには生まれています。赤ちゃんを一緒に見つめ，そこにいることで，家族は，ぽつりぽつりと赤ちゃんの動きや反応に触発される形で，さまざまな思いを語られていきます。一緒に赤ちゃんを見つめ，赤ちゃんからのメッセージを一緒に読み取っていくことで，家族が目の前にいる現実の赤ちゃんと出会うことを支えていくことが可能となっていきます。必要に応じて，赤ちゃんが目の前にいると扱うことができない思いを聴いて受け止めるために，別室での面接を行うこともあるでしょう。また，厳しい医学的説明（Informed Consent; IC）の場に家族を支える存在として同席し，IC の前後で声をかけることで，揺れる思いを支えることもあるかもしれません。しかし，大事なのは，家族のペースやニーズにあわせて柔軟にかかわっていくことです。外的な枠が曖昧な場であるからこそ，家族の主体性をあくまでも守るために，どのタイミングでどういう声をかけていくのか，心理職自身の内的な枠をどう保つのかを意識しておく必要があります。

③スタッフと支える

　NICU という場でお会いする以上，スタッフの一員としての動きも求められます。集中治療室という特性上，衛生管理を特に意識する必要があります。マスクの着用や手指の消毒などスタッフにルールをしっかり確認して活動をすることも求められます。また NICU という場は一刻一刻と赤ちゃんの状態が変わり，その状態によって家族の思いも揺さぶられていきます。赤ちゃんの状態をある程度理解しており，スタッフと信頼関係に基づいて活動をしていること自体が，家族を安心させることにつながります。

　逆に，赤ちゃんのことをよく見ていない（知っていない）と感じられていたり，赤ちゃんに丁寧なケアをしてもらえていないと

感じると家族はより不安を感じてしまうでしょう。まずは赤ちゃんと出会い，目の前の赤ちゃんから，赤ちゃんのメッセージをしっかりと受け止めるとともに，看護スタッフとその日の赤ちゃんの状態を確認したり，気を付けることを共有したりしておくといいでしょう。赤ちゃんを中心としたケアを医療スタッフ，そして家族とともに行っていくことが何よりも大切となっていきます。

　またNICUという場の中では，医師が赤ちゃんの生命を守るために治療をし，看護師が赤ちゃんのケアと家族の関わりを支え，他の職種も含めて赤ちゃんと家族が守られていてはじめて心理職が家族のこころのケアをしっかりと担うことができます。また，心理職が直接かかわらなくても，看護スタッフのかかわりが家族をしっかりと抱え，この時期を乗り越えていかれることもあります。一方で，NICUは"生"と"死"が近接しており，救命のために必死で活動しているスタッフもさまざまな感情や価値観自体が揺さぶられてしまうことも少なくありません。赤ちゃんをお預かりし，ケアを行っているからこそ，スタッフは赤ちゃんに感情移入をしやすく，早く親になることを無意識に求めたり，面会になかなか来なかったり，赤ちゃんを受け止めることがなかなかできない家族に対してネガティブな思いを触発されたりすることも起こってきます。家族の思いや状況を心理的な視点から橋渡しをしたり，スタッフのこころのケアも担うことで，場自体を整えていくことも心理職の大事な役割の一つとなっていきます。

文　　献

Als H, Lawson G, Brown E, et al（1986）Individualized behavioral and environmental care for the very low birth weight preterm infant at high risk for bronchopulmonary dysplasia: Neonatal Intensive Care Unit and developmental outcome. Pediatrics, 78; 1123-1132.

Harrison H（1993）The principles for family centered neonatalcare.

Pediatrics, 92(5); 643-650.

永田雅子（2017）新版 周産期のこころのケア―親と子の出会いとメンタルヘルス. 遠見書房.

永田雅子（2018）NICU における多職種・他機関連携の実際と課題―全国調査の結果から. 日本新生児成育医学会, 30(1); 91-98.

Stern DN（1995）The Motherhood Constellation: A Unified View of Parent-Infant Psychotherapy. Basic Books.（馬場禮子・青木紀久代訳（2000）親－乳幼児心理療法―母性のコンステレーション. 岩崎学術出版社.）

2．周産期センターに入院となった赤ちゃん

野村香代

　NICU への入院適応は，一般的に呼吸管理を必要とする児，心疾患や高度なチアノーゼを伴う児，1,000 g 未満の超低出生体重児，ショックなどで血圧モニターが必要な児，交換輸血などを必要とする児，けいれん重積の児など，連続した高度な医療を行わなければならない状態にある場合となります（表 3-1）。

　日本の出生総数は，1980 年の約 157 万人から 2019 年には約 86 万人と大幅に減少している一方で，出生体重が 1,000 g 未満の超低出生体重児は約 2 倍，出生体重 1,000 〜 1,499 g の極低出生

表 3-1　NICU への入院適応となる新生児（仁志田，2012）

・超低出生体重児	・動脈ラインの入っている児
・酸素投与を必要とする極低出生体重児	・挿管されている児
・補助呼吸を必要とする児	・交換輸血を必要とする児
・高濃度酸素（60％以上）を必要とする呼吸障害児	
・治療を必要とする無呼吸発作が持続する児	・けいれん重積の児
・経静脈栄養を行っている児	
・ショックなどで循環系モニターを必要とする児	

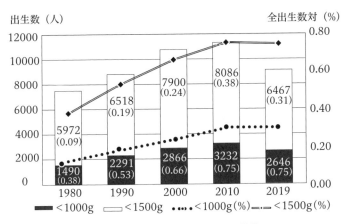

図 3-2　低出生体重児の出生数の推移
（厚生労働省：出生に関する統計の概況（2020）を基に作図）

体重児は約3倍と，その割合は増加傾向にあります（図3-2）。

　全国の周産期センターが蓄積している新生児臨床研究ネットワーク（Neonatal Research Network of Japan；以下，NRNJ）のデータを使用した楠田（2021）の報告によると，在胎週数22週での出生児の死亡率は，2003年では74.29％と高いものでしたが，2018年には40.0％へと減少しています。さらに，iNeo（The International Network for Evaluating Outcomes of Neonatal）は，NICUに入院した在胎24〜29週，出生体重1,500g未満の極低出生体重児の在胎期間別の生存率の国際比較（表3-2）から，いずれの在胎週数においても日本の生存率は最も高く，特に24週では他国よりも10ポイント以上であることが示されました（Helenius et al, 2017）。以上のことから，周産期医療の発達に伴い，早産児の生命予後は改善しています。

　早産児の主要合併症は，新生児呼吸窮迫症候群（RDS）・肺出血・新生児遷延性肺高血圧症（PPHN）・慢性肺疾患（CLD）・動

表 3-2　在胎期間による生存率の国際比較（Helenius et al, 2017）

在胎期間	NRNJ 日本	ANZNN オーストラリア/ニュージーランド	CNN カナダ	FinMBR フィンランド	INN イスラエル	SEN 1500 スペイン	SNQ スウェーデン	Swiss NeoNet スイス	Tuscan NN イタリア	UKNC イギリス
24 週	83.7	64.5	61.8	70.5	34.9	36	70.2	57.5	53.2	63.7
25 週	89.3	79.8	79	78.7	57.4	59.5	84.8	67.1	71.6	76.7
26 週	93.3	87.5	87	84.8	77.8	73.2	88.4	83.8	76.9	85
27 週	94.4	92.2	91.5	89.7	85.4	81.8	92.6	90.8	84.3	89.9
28 週	96.5	94.8	94.7	92.8	92	88.6	92.9	94.8	94.6	92.8
29 週	97	97.2	96.9	96.9	94.4	92.4	96.4	97.5	96	96

（単位：％）

表 3-3　2018 年の在胎 22 ～ 24 週における主要合併症発症率（楠田，2021）

在胎期間	RDS	肺出血	PPHN	CLD	PDA	LCC	IVH	PVL	ROP 治療	NEC FIP	敗血症
22 週	92.4	7.8	33.8	93.0	57.8	37.7	38.5	7.6	57.4	15.2	40.3
23 週	92.2	3.9	21.9	77.7	68.0	24.1	39.4	6.1	46.1	11.5	24.0
24 週	87.9	5.4	18.6	72.8	65.7	21.4	35.9	1.8	45.4	10.5	17.7

（単位：％）

脈管開存症（PDA），晩期循環不全（LCC）などの呼吸・循環に関するもの，脳室内出血（IVH）・脳室周囲白質軟化症（PVL），未熟児網膜症（ROP）などの脳神経に関するもの，その他に壊死性腸炎（NEC），限局性腸穿孔（FIP），易感染症による敗血症などがあります。2018年の在胎22〜24週における在胎期間別の合併症発症率を，表3-3に示します（楠田，2021）。また，NICU/GCUでの入院期間は超低出生体重児や重症仮死の場合，3〜4カ月となることが予想されます（藤村，2007）。

文　献

藤村正哲（2007）NICUの必要病床数の算定に関する研究：厚生労働科学研究費補助金（子ども家庭総合研究事業）「周産期母子医療センターネットワーク」による医療の質の評価と，フォローアップ・介入による改善・向上に関する研究．pp.1-6.

Helenius K, Sjörs G, Shah PS, Modi N, Reichman B, Morisaki N, Kusuda S, Lui K, Darlow BA, Bassler D, Håkansson S, Adams M, Vento M, Rusconi F, Isayama T, Lee SK, & Lehtonen L（2017）International network for evaluating outcomes (iNeo) of neonates. Survival in very preterm infants: An international comparison of 10 national neonatal networks. Pediatrics, 140(6).

厚生労働省（2020）令和3年度　出生に関する統計の概況．

楠田聡（2021）NICU入院中の合併症と予防戦略：NRNJのデータに基づく主要合併症発症率．周産期医学（特集：在胎22〜23週の超早産をめぐる課題と展望），51(8); 1124-1129.

仁志田博司（2012）新生児学入門，第4版．医学書院．

3．入院の経過と赤ちゃんの発達

野村香代

出生直後の急性期にある早産や病気をもった赤ちゃんは，全身

状態が非常に不安定であり，状態も急激に変化していきます。家族は医師から赤ちゃんの生命に関わる状態から今後起こりうるリスクまで，厳しい説明を受けることも少なくありません。その後，赤ちゃんの呼吸や循環状態が落ち着いてくる安定期に入ると，NICU の後方病棟である GCU へ移ります。さらに，赤ちゃんが体温調節や呼吸，哺乳がしっかりとできるようになり，体重が順調に増えて 2,200 〜 2,400 g を超えてくると退院を迎えます。このような入院の経過の中で，赤ちゃんはさまざまな能力を発達させていきます。

1）胎児期の知覚／運動の発達

　胎児期の知覚の発達は，触覚が在胎 7 週頃からと最も早く発達しはじめ，味覚は 14 週まで，続いて触覚は 16 週，前庭覚は 25 週，聴覚は 28 週，嗅覚は 29 週，そして視覚は 30 週までに機能し始めることが知られています（太田, 2018）。また，運動の発達は，8 週ごろという非常に早い時期から全身運動をしはじめ，9 週を過ぎたころには腕や脚，首の曲げ伸ばしやねじる運動もみられます。そして，10 週ごろから自分の手で顔を触ったり，口をパクパクさせたりして，12 週ごろからはあくびやごっくんと飲み込む運動もするようになります。このようにして, 20 週ごろには多くの運動ができるようになり，その運動から得られる感覚と経験が出生後の目覚ましく発達していく運動の基盤となります（儀間, 2021）。

2）22 週から 28 週未満

　急性期（安静期）は，筋緊張が低い状態です。そのため，羊水に包まれた胎内環境のように自由に動ける状態ではなく，重力の影響を強く受け，自分自身の身体の重さに抗って自由に動かすこ

とはできません。安定した姿勢を保つことができるように，ポジショニング（姿勢の調整）やホールディング（抱え込み）でしっかりと包み込むといったサポートが必要となります(藤本, 2018)。

　24 ～ 25 週ごろから，まばたきをするしぐさがみられるようになり，音が赤ちゃんに届き始めます。26 週ごろには光を当てると，目を閉じる瞬目反射がおこります（和田ら，2020）。そして 26 週ごろには，また，痛みを感じるようになります。早産児の痛みへの閾値は，正期産児よりも低いといわれていて，35 週未満の場合，触覚刺激に対しても痛み刺激に対する反応と同様の反応が起きることから，痛みに対して敏感であるといえます（岩松・平井・松本，2021）。このころは，まだ睡眠・覚醒の睡眠リズムはまだみられません。

3）28 週から 32 週未満

　28 週頃になると，音刺激に対する心拍数の増加がみられるようになり（和田ら，2020），聴覚の閾値は，29 週ごろまでに約 40 dB になります。そして，30 週ごろには，子宮外から与えられた 2 つの異なる音に対して胎動を変化させることから，このころから音の聞き分けができると考えられます（小西，2013）。

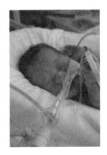

図 3-3　28 週未満の急性期

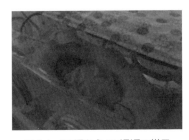

図 3-4　28 週から 32 週頃の様子

　明るい・暗いといった情報は，30週ごろに処理できるように
なり，光の量に応じて同行の大きさが変化する対光反射(たいこう)がみられ
ます。睡眠と覚醒の区別は，28〜30週ごろみられるようになり
ます。まずは，28週ごろから体動や急速眼球運動が見られるレ
ム睡眠（動睡眠）があらわれ，32週ごろ明確になります（島田，
2002）。

4）32週から34週未満

　32週以降の移行期では，四肢の屈曲緊張が徐々に高まって，姿
勢の保持も少しずつ可能となり，自発的な運動が増えていきます。
急性期のようなしっかりとした包み込みを少し緩めて，自分でモ
ノを触ったり，姿勢を戻したりといった運動経験を促していくこ
とが必要です（藤本，2018）。

　呼吸や心拍が規則的なノンレム睡眠（静睡眠）は32週頃出現
し，36週頃明瞭になります（島田，2002）。また，このころか
ら約40〜90分周期で動睡眠（active sleep）と静睡眠（quiet
sleep）を繰り返すウルトラディアン・リズム（ultradian rhythm,
超短周期リズム）がみられるようになります（太田ら，2017）。

5）34週から37週未満

　哺乳は，早産児の場合，吸啜が弱くうまく吸えないことや，嚥
下が未熟で一度の嚥下量が少ないこと，また吸啜－嚥下－呼吸の
協調性も未熟であるといわれています。しかし，35週ごろになる
と，これらの調和がとれるようになるといわれています（森口・
俵屋・富山，2021）。運動面では，36週ごろに自発的な動きが
活発となり，いろいろな姿勢を経験していきます。そして，手足
の動きに対する抵抗感などの運動経験を増やしていきます（藤本，
2018）。

6）37 週以降

　周囲とのやりとりを通して，社会的な関係が広がり始めます。40 週ごろの視力は，0.02 〜 0.05 と極度の近視です。焦点が合う距離は 20 〜 30 cm 程度で，横抱きしたときに，赤ちゃんがお母さんの顔を見つめる距離と同じくらいです。また，直線的で角ばったものよりも，曲線を含んだものを好み，白と黒で構成されたものや動くものに興味を示す傾向があり，人の顔に惹かれるように生まれついています（大城，2018a）。

　聴力は十分に発達していて，マザリーズ（motherese）と呼ばれる「やや高めのピッチ」「ゆっくりとした速度」「抑揚の大きい」話し方に注意を向け，好意的に反応すると言われています。その中でも母親の声への反応は特別であり，子宮内と外界では全く響きが違うにもかかわらず，新生児は声のパターンやリズムによって，生まれてすぐに母親の声を聞き分けることができます（大城，2018a）。

　母親の声は特別なようで，出生直後から生後 24 時間までの新生児の脳波を調べたところ，お母さんの声には左半球の言語処理と運動を司る部位が反応し，他の女性の声には右半球の音声認識と関連づけられた部位が反応を示していることから，お母さんの声を聞き分けることができるほどです（Beauchemin et al, 2010）。

　運動面では，ある特異的な刺激によって引き起こされる原始反射が見られます。新生児期早期の主な原始反射を，表 3-4 に示します。

　原始反射は，中枢神経系の発達，および成熟度の評価指標としても用いられており，見られるべき時期に反射が見られない場合，消失すべき月齢になっても消失しない場合，反射の発現に明らかな左右差がみられる場合は，脳や神経系の異常がある可能性が考えられます。

表 3-4　新生児期早期にみられる原始反射（大城，2018b）

反射	内容	消失時期
探索（四方）反射 rooting reflex	口の周りを刺激すると，刺激の方向へ顔を向けて口を開く	5〜6カ月ごろ
吸 啜反射 sucking reflex	口の中に入ってきた乳首や指をくわえると，舌をリズミカルに動かして吸う	5〜6カ月ごろ
手 掌把握反射 palmar grasp reflex, hand grasp reflex	手のひらにものが触れるとぎゅっと握りしめる	4〜6カ月ごろ
足底把握反射 olantar grasp reflex	足の裏を圧迫した時に，足の指も含めて内側に曲がる	9〜12カ月ごろ
モロー反射 moro reflex	頭を持ち上げて，急に落とすような動作をしたときに，両手を広げ指先まで伸ばし，何かに抱き着くような動作をする	5〜6カ月ごろ

　治療により制限がかかった状況，さらにコロナ禍で面会時間が少ない中で，家族が赤ちゃんのケアをする時間は限られています。その中で，育児に関する手技の習得だけではなく，このような赤ちゃんの発達を理解し，ご家族とともに成長を感じとっていくような視点をもつことが医療者にも求められているでしょう。

文　献

Beauchemin M, González-Frankenberger B, Tremblay J, Vannasing P, Martínez-Montes E, Belin P, Béland R, Francoeur D, Carceller AM, Wallois F, & Lassonde M（2011）Mother and stranger: An electrophysiological study of voice processing in newborns. Cereb Cortex, 21(8); 1705-1711.
藤本智久（2018）早産・低出生体重児. In：大城昌平・儀間裕貴編：子ども

の感覚運動機能の発達と支援―発達の科学と理論を支援に活かす．メジカルビュー社，pp.144-167.

儀間裕貴（2021）感覚運動・認知発達と遊び．In：日本ディベロップメンタルケア（DC）研究会監修：お母さんとお父さんへ送る：赤ちゃんの「あたたかい心」を育むヒント．atrium, pp.96-103.

小西行郎編（2013）今なぜ発達行動学なのか―胎児期からの行動のメカニズム．診断と治療社．

岩松利至・平井麻美・松本直美（2021）痛みの間隔ケア．赤ちゃんを守る医療者の専門誌 with NEO, 34(5); 137-143.

森口紀子・俵屋章則・富山千惠（2021）味覚のケア（哺乳の支援）．赤ちゃんを守る医療者の専門誌 with NEO, 34(5); 125-131.

大城昌平（2018a）胎児・新生児期．In：大城昌平・儀間裕貴：子どもの感覚運動機能の発達と支援―発達の科学と理論を支援に活かす．メジカルビュー社．

大城昌平（2018b）姿勢反射の発達①正常姿勢反射と運動発達　In：細田多穂監修・田原弘幸・大城昌平・小塚直樹編：小児理学療法学テキスト，改訂第3版．南江堂，pp.46-61.

太田英伸・中川真智子・大石芳久・有光威志・大川匡子（2017）疾患と睡眠障害―胎児・新生児・乳児の睡眠発達プロセス．小児内科（特集：子どもの眠り），49(8); 1180-1187.

太田英伸（2018）胎児・新生児期の家族発達とディベロップメンタルケア．In：仁志田博司・大城昌平・渡辺とよ子・太田英伸・儀間裕貴編：オールカラー改訂2版 標準ディベロップメンタルケア．メディカ出版, pp.60-79.

島田三恵子（2002）低出生体重児の睡眠リズムの発達とケア．In：日本新生児看護学会誌, 9(1); 2-13.

和田雅樹・和田有子（2020）赤ちゃんの成長・発達の流れ（胎児期）．赤ちゃんを守る医療者の専門誌 with NEO, 33(5); 6-9.

4．入院中の家族のこころの動き

村井亜弥子

　突然の入院にしろ，ある程度予測されていた入院にしろ，わが子の入院は両親にとって傷つき，戸惑いを感じる出来事です．思

い描いていた赤ちゃんや赤ちゃんのいる生活の喪失体験となる一方で，入院となったわが子と出会い，親として，赤ちゃんを含めた家族として，新たな関係性や役割を築いていかなければならない重要な時期となります。一般的な赤ちゃんとの出会いよりも戸惑いや不安が大きくなることも多く，この時期を乗り越えていけるようにあたたかい見守りとサポートを提供する必要があります。

1）母 　　親

　週数や重症度など赤ちゃんの状態にかかわらず，多くの母親は出産に対して不全感や自責感を持ちやすい状況にあります。たとえ妊娠経過が順調であったとしても，出産後に赤ちゃんの入院を余儀なくされると，「私の力不足で無事に産んであげられなかった」「ちゃんと産んであげられなかった」と感じる母親は少なくありません。切迫早産などで早くから産科に入院している母親は，赤ちゃんの成熟によってさまざまなリスクが減ってくる時期を目安に妊娠週数を重ねることを目標にして過ごしています。入院や安静によって妊娠期間が延長されたと考えられる場合においても，出産のタイミングや経過によっては「目標の週数までがんばれなかった」「お腹で十分に育ててあげられなかった」と自分を責める場合も少なくありません。

　また，妊娠中に目の前の状況がつらく，先の見えない妊娠や入院生活が続くことに対してネガティブな思いを抱いたために早産となってしまったと考える母親もいます。赤ちゃんに会える楽しみよりも，赤ちゃんへの申し訳なさや不安が大きく，「会いに行くのがこわい」と面会を躊躇される場合もあります。産後のつらい症状とともに，言葉にならない精神的なプレッシャーから赤ちゃんと対面することへのためらいが生じてもおかしくはありません。出産や赤ちゃんの誕生は一般的には喜ばしい出来事であるた

め，母親である自分がネガティブな感情を持つこと自体に罪悪感を持ったり，赤ちゃんのことをかわいいと思えなかったらどうしようと不安に押しつぶされそうになったりする場合もあるかもしれません。また周囲から心配されないよう，努めて明るく気丈に振舞われることもあるでしょう。

　初めての面会はうれしいだけではなく，緊張を伴う場面でもあるため，できるだけ母親のペースに合わせ，少しでも赤ちゃんに安心して会える環境を整えて迎えてあげられるとよいでしょう。赤ちゃんや母親の状況にもよりますが，「おめでとうございます」と声をかけ，赤ちゃんの誕生と出会いのときをあたたかく見守ることのできる場でありたいものです。

　NICU は急性期の病棟であると同時に，家族のはじまりと成長を支える場として，あたたかく落ち着いた雰囲気であることが大切です。赤ちゃんの見せてくれる反応や力強さを感じてもらえるような時間を医療スタッフもともに共有できるとよいでしょう。赤ちゃんの生まれた週数や状態によっては反応が頼りなく感じられる場合もありますが，かすかでも赤ちゃんから感じられる力を伝えていけるとよいでしょう。それには医療スタッフも一人ひとりの赤ちゃんと丁寧に向き合うことでしっかりと出会い，その子らしさに気づいていることが大切です。

　面会して直接触れ合うことで赤ちゃんの体温や生まれながらにして持つ力などが感じられると，赤ちゃんが生きている存在であることが実感されていきます。赤ちゃんの命の無事が確認されると，少しずつ先の生活にも目が向けられる一方で，赤ちゃんの成長や自分が母親としてやっていけるかと，将来への漠然とした不安が生じてくるかもしれません。それでも，赤ちゃんの生きる力を目の当たりにし，赤ちゃんにも交流する力があると感じられると，赤ちゃんとお母さんとのやりとりがはじまっていきます。ほ

とんどの場合は , 面会時間の中で赤ちゃんと直接触れ合い , 相互交流を積み重ねていくことで現実的な出会いが確かなものとなっていきます。

　しかし赤ちゃんが入院していることで目の前にわが子がいない時間ができると,「本当に産んだのだろうか」と半信半疑になったり,「あの子は生きられるのだろうか」と不安が大きくなったりする場合も少なくありません。通常は一緒にいることで感じることのない不安や, 感じたとしても赤ちゃんの存在や力を直接感じることで払しょくされていくであろう不安が, 母子分離によって母親の中で大きく膨らんでしまうことがあります。中には想定外の状況に混乱し, 非現実感を語られる場合もあります。物理的に赤ちゃんを目の前にしていても, 混乱や不安, 心配が大きい場合には, 赤ちゃんとの情緒的な交流が難しく, 本当の意味で赤ちゃんと出会うことが難しくなります。

　赤ちゃんの状態に関する心配が強い場合には, 医師から病状や経過を丁寧に伝えてもらうことで必要以上に不安が大きくならないような配慮も必要かもしれません。また, 母親が赤ちゃんへの申し訳なさや自責感などを強く抱えている場合には, 赤ちゃんが示す反応をネガティブに読み取ってしまうこともあります。まだ視線が定まらず頼りない目つきの赤ちゃんの表情を「そんな目で見ないでよ」と読み取ったり, 赤ちゃんが目を開けないことや顔の前に手をかざす動きに対して「拒否されている」と受け取ったりしてしまうことことで, 親子の交流に滞りが生じます。赤ちゃんのサイン（４章２参照）に対する読み取りがネガティブな場合には, 赤ちゃんの視点からサインの意味を伝え, さりげなく親子の相互交流の橋渡しをしてあげることも必要となるでしょう。頻繁にアラームが鳴る様子や頼りなくぎこちない赤ちゃんの動きなどから, 赤ちゃんの状態が不安定に感じられる場合には, 面会が

赤ちゃんにとって負担になると考える両親もいます。赤ちゃんの状態や動きの意味を伝えながら，どうすると赤ちゃんが落ち着き，安定することができるのかを両親と一緒に考えながら共有できるとよいでしょう。ホールディング（抱え込み）や抱っこ，トントンや話しかけなど，両親のかかわりによって赤ちゃんが落ち着く体験を積み重ねていくことで，親子の関係性も育まれていきます（4章3・4参照）。

2）父　　親

　赤ちゃんの入院時，多くの場合は母親も出産直後で体調が整わないため，父親が入院手続きをおこない，初回の病状説明を受けることになります。母親や周囲への報告，各種手続きや仕事の調整などに追われる中，親としての役割や責任がより実感を伴って意識されていきます。初めての面会はわが子の誕生と出会いへの喜びがある一方で，赤ちゃんへの心配や慣れないことも多く，不安や緊張だけではなく，戸惑いや気負いなどもあることでしょう。母親の初面会と同様，赤ちゃんと出会い，赤ちゃんの力を感じてもらえるような時間や環境を整えることが大切です。

　母親の産後の経過によっては，赤ちゃんの面会と並行して母親の病状説明などを受けることもあり，よりサポートが必要となる場合もあります。父親として，夫としての責任や負担が大きい中，父親自身にとっても予期せぬ出来事に傷ついて当然の状況ですが，"一番大変なのは母親だから"と気丈に振る舞うことで何とか気持ちを保っている場合もあるかもしれません。中には，産後の母親の精神的な不安定さに戸惑う父親もいるため，赤ちゃんの状態とともに，母親の状態についても伝えながら家族の関係性を見守り，親子のやりとりを支えていくことも大切です。母親に限らず，赤ちゃんを迎えた家族メンバーのそれぞれが新しい家族としてや

っていけるよう，周囲のサポートを受けながら過ごしていけると
よい時期であることを，あたたかい見守りと丁寧なかかわりを通
じて伝えていけるとよいでしょう。

3）きょうだい

　年齢によって赤ちゃんに対する理解や反応は異なりますが，赤
ちゃんが生まれる期待が大きい反面，家族の変化を感じとり，情
緒不安定になることもあります。年齢の低いきょうだいにとって
は，出産による入院が初めて母親と長期間離れて過ごす体験とな
る場合も少なくないため，母親の退院後もしばらくは分離不安が
続くこともあります。一時的に赤ちゃん返りをして甘えが強くな
ったり，気難しくなったりすることもめずらしくはありません。

　また，NICU では感染予防のためにきょうだいの入室が制限さ
れていることも多いため，自分だけ赤ちゃんに会えないと疎外感
を感じてしまうこともあるでしょう。赤ちゃんを含めた新しい家
族の一員として，きょうだいの存在も尊重してあげることが大切
です。写真やビデオ，手紙なども上手に活用し，両親からきょう
だいに赤ちゃんの様子を伝えてもらったり，きょうだいから赤ち
ゃんへのメッセージを届けてもらったりすることで家族としての
交流が持てるようにサポートしていく方法もあります。

　両親は赤ちゃんへの心配が大きい中，面会に通うことなどでき
ょうだいに人一倍の我慢をさせてしまっていると感じる場合も少
なくありません。きょうだいのこころのケアの担い手としての両
親の思いも聴きながら，きょうだいへの対応について一緒に考え
たりすることで，家族全体の関係性も支えていけるとよいでしょ
う。

4）祖　父　母

　施設の面会ルールや家族状況にもよりますが，両親以外は赤ちゃんとの直接の面会が難しい場合も少なくありません。窓越し面会ができる場合もあれば，写真やビデオでしか赤ちゃんの様子を知ることができない場合もあります。赤ちゃんの病状説明は基本的には両親に行われるため，祖父母は赤ちゃんの存在を直接感じることのできない中，両親から聞いた情報によって両親以上に心配になってしまう場合もあるかもしれません。孫の誕生を喜び，両親をサポートしたい思いがある一方で，両親の親として，孫よりも親への心配が大きくなってしまう場合があってもおかしくはありません。しかしそうした祖父母の心配や不安がかえって両親を不安定にさせてしまうこともあるため，必要に応じて両親や医療スタッフと祖父母への対応について相談できるとよいでしょう。祖父母が赤ちゃんと両親のよき理解者となり，サポーターとして機能してもらえるよう，両親と一緒に面会して赤ちゃんの様子や力を知ってもらったり，病状説明に同席して赤ちゃんへの理解を深めてもらったりすることもあります。祖父母の心配や不安についても聴きながら，少しでも安心して赤ちゃんと関わってもらえるようにできるとよいでしょう。

5）退院に向けて

　退院が視野に入ってくると，両親は自宅での生活をイメージして赤ちゃんと一緒に過ごすことを楽しみにされる反面，自分たちだけで赤ちゃんをみていくことができるのだろうかと不安をことばにされることもあります。不安があって当然であることを受け止めつつ，具体的な心配への対処や困ったときのサポートについても確認しながら，退院後も両親・家族でなんとかやっていける方法を考えていけるとよいでしょう。また，赤ちゃんの個性につ

いて話しながら成長を振り返り，赤ちゃんの成長による変化や強みを共有していくことも，その後の赤ちゃんと家族との関係を支える力になります。

文　　献

橋本洋子（2011）NICU とこころのケア，第2版—家族のこころによりそって．メディカ出版．

5．亡くなっていく子どもたちとその家族へのケア

村井亜弥子

1）生命倫理をめぐって

　NICU から GCU，そして自宅へと退院していく赤ちゃんがほとんどですが，中には退院の見通しが立たないほど重篤な状態である赤ちゃんもいます。お腹にいるときから赤ちゃんの病気や障害がわかっている場合もあれば，お腹の中では順調だった赤ちゃんでも出生前後で状態が悪くなったり，入院後に病気や障害がわかったり，急激に状態が悪化したりして命の危機にさらされる場合もあります。家族はどのような赤ちゃんとの出会いでも，ともに生きていかなくてはなりません。

　しかし，それまでイメージしていた出産や赤ちゃん，子育てとはかけ離れた状況に気持ちがついていかないことも少なくありません。赤ちゃんを迎えた新しい家族としての関係性が十分に育つ前に，親として，限られた時間の中で医療者と治療に関する話し合いをしなくてはならない場合もあります。いのちに関わる意思決定は難しいものですが，赤ちゃんの場合は両親が代理で意思決定をおこなわなければならず，より一層難しいものになります。赤

ちゃんの予後を具体的にイメージすることは難しく，家族として
の生活もどうなってしまうのかという不安や葛藤から，目の前の
赤ちゃんの存在と向き合うこと自体が難しくなる場合もあります。
ときには，赤ちゃんにとっての最善を考えるよりも，これまでの
生活やきょうだいを守ろうとする親のこころの動きから，治療の
拒否や差し控えという形でわが子との関係性を築くプロセスを滞
らせてしまうことも起こってきます。また，同じ病気や障害であ
っても赤ちゃんの状態はさまざまであり，たとえ医学的に十分な
情報提供が行われ，合理的な判断がなされたとしても，家族にと
ってかけがえのないわが子のいのちに関わる選択は，「これでよか
った」と簡単に割り切れるものではありません。治療の差し控え
や中止に関しては，個別性や倫理性の高さから，治療指針のガイ
ドラインではなく，あえて，話し合いのためのガイドライン（「重
篤な疾患を持つ新生児の家族と医療スタッフの話し合いのガイド
ライン」[日本新生児成育医学会, 2004]）が作成され，家族を含
めた多職種での意思決定のプロセスが重視されるようになってき
ています。しかし十分な話し合いのもとで治療方針を決定したと
しても，気持ちは揺らいで当然です。

　このような場面で橋本（2011）は，「臨床心理士は，倫理的な
判断を行わないし，決定を促すことをしない。葛藤を解消する方
向で働くとも限らず」「場面によってはむしろ家族が葛藤を生きる
方向で支える役目を持っている」と，家族の割り切れなさに寄り
添う視点をもつことの重要性について述べています。揺れ動く気
持ちをそのままに，家族と医療者が不安や喜びをともにしながら，
赤ちゃんにとっての最善について最後まで悩みながら話し合って
いけるよう，家族にそっと寄り添っていくことが大切です。

　また，目の前の赤ちゃんにとっての重大な決断をしなければな
らないとき，心理職を含め，医療者側の気持ちも揺らいでいます。

そのことも含めて，場全体で何が起こっているかを感じてそこに
いることが心理職の大切な役割です。個別性や倫理性の高い内容
であるほど，絶対的な正解のない選択となってくる一方で，かか
わる個人の経験によるさまざまな気持ちが映し出されやすく，そ
れぞれの思いが揺さぶられる体験となってきます。赤ちゃんにか
かわる医療者一人ひとりの内側に湧いてくる気持ちも，やり過ご
されることなくきちんと意識され，積極的に表現し共有できる話
し合いの場が必要となります。医療チームとしての話し合いがう
まくいかないとき，方針に疑問が生まれたときなどには一度立ち
止まり，赤ちゃんにかかわるすべての人のそれぞれのこころの内
側や，場全体の力動としてどんなことが起こっているのかを俯瞰
してみることも大切です。

　患者家族，医療従事者それぞれの立場によって視点の違いがあ
ることを認めたうえで，赤ちゃんにとっての最善として何が大切
で優先されるのか，それを叶えるにはどのような選択肢やジレン
マがあるのかなど，タイムリーに検討されていくことが医療チー
ムに求められます。治療方針の決定など，家族を含めた多職種での
話し合いを有機的におこなっていけるようにするには，多職種で
の話し合いが活発におこなわれ，チーム医療としての成熟したコ
ミュニケーションと連携をおこなえることが前提となります。そ
のためには日頃から多職種での情報共有やディスカッションなど
が当たり前におこなわれる場の雰囲気が出来上がっていることも
大切です。赤ちゃんの病状経過によっては方針の話し合いに時間
的猶予がない場合もあるため，迷わず話し合いの場を持つことの
できる場の柔軟性も求められます。

　ある時点での暫定的な決定事項がそのまま引き継がれ，現状と
そぐわない情報となっていないかを確認し，その都度丁寧な話し
合いを重ねていくことも大切なプロセスです。関わる医療者がな

んとなくの迷いや不安を感じたままにならないよう，その場にいるメンバーだけでもすぐに話し合いをおこなっていけるとよいでしょう。一方で，切迫した状況であっても性急すぎる結論は避けられるべきであり，家族に対しても丁寧な病状説明と，考えうる治療の選択肢について十分な情報が示されたうえでの話し合いが重要となります。

　また，赤ちゃんの状態変化など状況に伴って家族の気持ちも揺らいだり，迷いが生じたりすることも当然であると意識しておくことも必要です。結果的に治療の方針は変わらないとしても，家族が気持ちの揺れや迷いをその時々でありのままに表出できる場が保障されていることが大切です。赤ちゃんの生命予後が不良であったとしても，話し合いのプロセスそのものを丁寧におこなっていくことが後のグリーフケアにつながっていきます。

2）グリーフケア（grief care）

　NICU に入院してくる赤ちゃんの中には，生まれる前から生命予後が厳しいと伝えられてきた場合もあれば，出産や NICU への入院前後で急変するなど，さまざまな場合があります。どの時点で赤ちゃんが亡くなったとしても，すべての赤ちゃんは「生まれて」「生きて」「亡くなる」のであり，親は，赤ちゃんと「出会って」「ともに生きて」「別れる」プロセスをたどります。たとえ出会いの時点から「長くは生きられない赤ちゃん」と予測されている場合でも，はじめからグリーフケアということばや考え方が中心にならないようにしたいものです。まずは目の前の赤ちゃんと家族がしっかりと出会い，ともにかけがえのない時間を過ごしていけるような場を整えることが大切です。最後まで治療やケアについての十分な話し合いをおこないながら丁寧にかかわっていくこと自体が，赤ちゃんと家族のケアにつながります。

　しかし，どんなにできるだけのことをして過ごせたとしても，やはり圧倒的な悲しみは襲ってくるものであり，激しい気持ちの揺れが起こってくることは自然な反応です。橋本（2011）は，グリーフケアの目指すところは，悲嘆の軽減ではなく，深く悲しめるように支えることであり，同時に子どもと出会うよろこびを支えることが必須であると述べています。生まれてきた赤ちゃんと出会えたことのよろこびがあるからこそ，別れることがつらいのであり，よろこびと悲しみの両方を支える環境が必要となります。

　また，赤ちゃんが亡くなっていく場面では，つらいのは家族だけではありません。直接医療に関わるスタッフにとっても，治療として積極的にできることが少ない状況となるため，ただ寄り添うことがつらく，何か他にできることを求めてしまうこともあります。治療以外のケアの部分で，家族が望むこと以上の提案をしようとしたり，赤ちゃんとのかかわりに消極的に見える家族に対して，怒りに近いもどかしささえ感じてしまったりすることがあるかもしれません。医療者側も自分を含めたこころの動きや場全体の動きをアセスメントしつつ，赤ちゃんを中心とした家族が安心して過ごせる時間と空間になるようそっと見守り，その場にとどまることが必要になります。

　赤ちゃんが亡くなっていく場面に同行することはとてもエネルギーのいることであり，医療者自身も互いにケアされることが大切です。NICUという治療の場であるにもかかわらず，何もできないと感じられる状況の中では，医療スタッフの焦りや不和などが生じやすく，誰かや何かのせいにしたい気持ちさえ沸き起こってくることもあります。場全体として何かうまくいかないと感じられる場合には，多職種カンファレンスなどによってその場で起こっていることを俯瞰し，医療チームとしての目標を確認し合うことも必要かもしれません。特定の誰かにネガティブな感情が向

けられたり，どこかに負担や責任が偏ったりすることなく，医療者同士も支え合える場を整えることが，守られた環境で赤ちゃんと家族のケアをしていくうえでも大切になります。

　赤ちゃんの死は，家族にとってはもちろん，医療者にとってもつらい出来事です。不可逆的なことであると頭で理解していたとしても，気持ちとして簡単に割り切れるものではありません。治療やケア，そのための話し合いがどれだけしつくされたとしても，不全感が残ることもあります。家族も医療者も役割としての視点は違っても，"あのとき，ああしていれば何か違ったのではないのか"と考えることは当然の反応として起こってきます。家族も医療者もありのままの気持ちを表現し，受け止めてもらうことが必要なときもあります。家族に対して赤ちゃんの退院後も心理職が関わることができる場合もあれば，難しい場合もあるでしょう。赤ちゃんの話ができる場所として，自助グループとして家族の会なども紹介できるとよいかもしれません（2章6参照）。医療者の話せる場所として，病院によっては亡くなった赤ちゃんの振り返りのカンファレンス（デスカンファレンス，エンゼルカンファレンスなど）が行われることもあります。"何ができて，何ができなかったか"という医療ケアとしての振り返りだけではなく，"それぞれがどのような思いで関わっていたか"というこころの視点からも共有できると，医療スタッフのケアにもつながることでしょう。

文　　献

橋本洋子（2011）NICU とこころのケア，第2版―家族のこころによりそって．メディカ出版．

窪田昭男・齋藤滋・和田和子編（2014）周産期医療と生命倫理入門．メディカ出版，pp.207-220．

日本新生児成育医学会（2004）重篤な疾患を持つ新生児の家族と医療ス

タッフの話し合いのガイドライン．https://jsnhd.or.jp/doctor/pdf/guideline.pdf（2022 年 10 月 3 日取得）

櫻井浩子・橋本洋子・古庄知己編（2014）18 トリソミー：子どもへのよりよい医療と家族支援をめざして．メディカ出版，pp.33-42.

6．疾患や障害を抱えて退院していく子どもたちとその家族のケア

村井亜弥子

　赤ちゃんの疾患や障害について知るタイミングはさまざまです。妊娠中から何らかの疾患や障害の可能性を指摘されている場合もあれば，赤ちゃんの入院をきっかけに精査する中で初めて診断が明らかになってくる場合もあります。また，何らかの疾患や障害の可能性が指摘されながらも入院中に明確な診断がつかない場合もあるかもしれません。

　赤ちゃんの入院と同様，赤ちゃんが何らかの疾患や障害を抱えて生きていくかもしれないという事実に直面する時，両親にとってはそれまでの赤ちゃんや子育てのイメージを喪失する体験となります。これからの生活への不安や葛藤，これまでの生活やきょうだいを守ろうとする親のこころの動きなどから，わが子との関係性を築くプロセスを滞らせてしまうことも起こってくるかもしれません。ときには，両親の傷つきが大きく，子どもの将来を悲観して「治らないのであれば治療をしないで欲しい」と，医療者からみると治療拒否や医療ネグレクトとも捉えられる反応を示すことさえあります。

　インターネットなどで容易に情報が調べられる一方で，膨大な情報へのアクセスが可能であるため，必要以上の情報に触れて一

層不安が大きくなってしまう場合も少なくありません。"障害"ということばや診断名からイメージされる内容も人によってさまざまであり，赤ちゃんについての丁寧な病状説明や正しい情報の提供が必要となります。家族が必要とするのは医学的な内容に限らず，利用できる福祉サービスの情報，同じ疾患や障害の子どもに関することやサポートグループなど，子どもの生活や成長についての生きた情報なども含まれます。家族が必要とするタイミングにこれらの情報にアクセスできるよう，医療スタッフは参考となる情報について知っておくことも大切です。

　しかし正しい情報提供がおこなわれ，頭では理解できたとしても，気持ちとしてついていけないこともあって当然です。赤ちゃんに消極的な反応を示す両親に対して，早い段階から"受け入れがよくない"と決めつけたりせず，両親の言動の背景にある戸惑いの気持ちを受け止め，赤ちゃんとの関係をそっと見守り，支えていくことも大切です。"疾患や障害のある赤ちゃん"ではなく，"○○ちゃん（個人としての赤ちゃん）が特性として疾患や障害を持っている"という考え方も大切ですが，はじめから両親に対してそのように考えるよう説得をしていくものではありません。まずは純粋に"わが子"と出会える時間と空間を大切にして見守り，医療者も一緒に赤ちゃんの個性や持っている力を感じ，共有していくことができるとよいでしょう。

　逆に，十分な病状説明の前に両親が赤ちゃんの様子に違和感を持っていたり，心配に感じたりしている場合や，実際にはそうではないのに何かを疑って不安に思っている場合などには，両親と相談し，その時点でわかっていることを医師から率直に伝えてもらうなど，必要以上に不安が大きくならないように配慮していくことが必要な場合もあります。何らかの疾患や障害について話すことは，医療者にとっても"両親は受け止められるだろうか"と

の懸念から，躊躇される場面でもあります。しかし，正しい情報が提供されることによって，「生きられるのならよかった」「もっと重症だと思っていた」と，漠然とした不安が具体的な心配に変わって安心したという方も少なくありません。両親にとって，わからないことや情報が不足していることの方が不安である場合もあります。

　ただし，同じ疾患や障害であっても赤ちゃんの状態はさまざまであり，家族の反応もさまざまです。家族のペースに合わせた対応ができるよう，家族の様子やこれまでにどのような情報を受けているか，いつ何をどのように伝えるか，その後のフォローアップはどのようにおこなっていくかなど，医療者でも丁寧に情報共有をおこなっていくことが大切です。かかわるスタッフが家族の反応や言動の背景にある思いをつかめず不安に感じている状況では，家族への対応が距離を置いたぎこちないものとなってしまったり，逆にいろいろな情報を聞き出そうと侵襲的なかかわりになってしまったりすることもあります。心理職は医療スタッフに家族の様子を伝えることで橋渡しをしたり，医療スタッフの不安や迷いなどの思いも聴きながら家族のペースに合わせたかかわりについて一緒に考えたりすることで，その場を支えていけるとよいでしょう。医療スタッフにとっても安心できる場の状況を整えることができると，あたたかく落ち着いた雰囲気の中で赤ちゃんと家族をケアしていくことにもつながっていきます。

退院に向けて

　産科から NICU, GCU と周産期施設内での連携はもちろん，赤ちゃんが退院していくにあたっては地域との連携も重要です。退院前におこなわれる退院支援カンファレンスでは，院内から主治医や担当看護師，リハビリスタッフや心理職，退院支援看護師や

医療ソーシャルワーカー（Medical Social Worker；MSW）などが必要に応じて参加し，院外からは地域の保健師，訪問看護師，在宅医などが参加することもあります。赤ちゃんにかかわるさまざまな機関のスタッフが顔の見える関係の中で連携し，医療情報に限らず赤ちゃんの個性や家族の思いなど，心理社会的な背景も含めて包括的に共有してくことが大切です。家族も同席する場面では，家族が気後れしないよう，専門用語ではなく家族にもわかりやすいことばを用い，赤ちゃんのことや赤ちゃんとの具体的な生活のイメージを共有することができるとよいでしょう。赤ちゃんと家族を中心に，さまざまな支援者がつながっていることが感じられると，それ自体があたたかい見守りのメッセージとなります。

注
NICU 家族会の全国規模のネットワークとして，日本 NICU 家族会機構（Japanese Organization for NICU Families; JOIN）がある（https://www.join.or.jp/）。

文　　献
櫻井浩子・橋本洋子・古庄知己編（2014）18 トリソミー：子どもへのよりよい医療と家族支援をめざして．メディカ出版，pp.45-49.

7．スタッフとの連携

村井亜弥子

1）場の臨床であるということ

　チーム医療において，心理職だけがこころのケアを担当するものではありません。専門性の異なる多職種がそれぞれの視点から

直接のコミュニケーションによって視点を重ね合わせ，多面的・多角的に個々の赤ちゃんと家族の全体的な理解をしていくことが大切です。一方で，直接医療に携わらず，医学の専門家でもない心理職がそこに"いる"ことにも意味があります。心理職は，赤ちゃんの治療やケアをしてくれている医師や看護師といった，何かを"する"役割をもつ職種とは異なり，赤ちゃんを目の前にして，家族と同様に何もできず，"いる"ことしかできない異質の存在です。だからこそ，赤ちゃんと家族が出会い，新しい家族となっていく時間を見守り，ポジティブな思いもネガティブな思いも含めて家族が揺れる思いを語れる器として機能することも可能となります。その場にいることこそが，NICU/GCU という周産期医療の場で活動する心理職の役割です。

　赤ちゃんと家族はもちろん，自分も含めた医療者の言動の背景に秘められているそれぞれのこころの動きや，互いの関係性が影響し合って生まれる場の動きを感じながら，その場に"いる"ことが求められます。未熟性が強く反応が頼りない赤ちゃんを目の前にするとき，関わる私たちはさまざまな思いを赤ちゃんの中に映し出してしまうことがあります。そのため，家族に対して無意識に自分の思う理想の親の姿を求めてしまっているかもしれません。面会の少ない家族や，赤ちゃんのケアに消極的な親などに対して不安や怒りを募らせたりしてしまうことも起こってきます。

　また，精神疾患の既往や経済的・家庭的要因などにより子育て困難が予期される家族に対して，本当に育てていくことができるのだろうかと過度に不安を感じたり，リスクばかりがクローズアップされ，家族の強みに目を向けることが難しくなったりしてしまうこともあります。どのような家族であっても，赤ちゃんと出会い，一緒に過ごす時間の中で少しずつ親も親として育っていきます。まずは純粋に親子として安心してゆったりとした気持ちで

一緒に過ごす時間を積み重ねていくことができるよう，守られた環境を整えていくことが大切です。心理職としては，医療チームの一人として，家族がどのような思いを経て今があり，家族と赤ちゃんが今どのような状況にあるのかを心理学的な視点からスタッフと共有し，医療スタッフと家族との間を橋渡ししていけるとよいでしょう。医療スタッフから心理職に家族の情報を聞いてほしいと求められる時，心理の専門家として，何かもっともらしいアセスメントや情報提供をしなくてはならない気持ちになることもあるかもしれません。しかしときには，家族の問題そのものよりも，家族を問題視する医療者側の気持ちに不安や葛藤が隠れていることがあります。心理職は医療スタッフが求める情報をそのまま聞きだす役割を引き受けるのではなく，医療スタッフが問題に感じることを聞くことで問題を整理し，医療スタッフとともに家族にとって必要なかかわりについて考えていけるとよいでしょう。医療スタッフの思いも受け止め，ケアしていくことが場全体を支えていくことにつながります。

２）スタッフ間の連携
①カンファレンス

　カンファレンスの場は，赤ちゃんと家族に関する理解を多職種間で直接共有できる貴重な機会です。しかしはじめのうちは赤ちゃんの病状や治療について理解することで精一杯かもしれません。医療用語が飛び交う中で，医療現場の時間の流れのはやさに圧倒されることもあるかもしれませんが，その体験は家族の体験に近いものがあります。他の医療スタッフに交じって話し合いをするには，医療スタッフと同じレベルでの知識や理解を持たなくてはいけないという気負いも感じることでしょう。医学用語などを自分で調べることも大切ですが，赤ちゃんについてわからないこと

を医療スタッフに教えてもらうなど，他職種とコミュニケーションをとることも大切です。質問をすることで，心理職が医療の専門家ではないことを理解してもらえると同時に，互いの視点や考え方を共有する機会になります。

　また，普段から心理職にもわかる説明をしてもらうことで，医療スタッフが家族にも理解しやすい容易なことばでの説明に慣れることにもなります。逆に，心理職から他職種へ情報提供をする場合には，後述するカルテ記載と同様，こちらの意図する内容が正しく伝わっているかも確認しながら，心理学的な視点を通して赤ちゃんと家族の状態への理解が深まるよう丁寧に伝えていく必要があります。

②カルテの記録

　多くの病院では電子カルテの記録によって多職種での情報共有を行っています。カルテのシステムは病院によって異なり，記録を残す場所も違えば，書式もさまざまです。どのような形で記録を残すにしても，電子カルテの場合，特に総合病院では他の診療科や部門からも閲覧が可能であり，プライバシーや守秘義務の観点からも記録の方法には配慮が必要です。病状説明の場面やカルテ開示など，思わぬ形で家族が心理職の記録を目にする機会があるかもしれないことも，こころに留めておく必要があります。家族から語られることは，相手が心理職だからこその内容もあれば，赤ちゃんへの具体的な心配の場合もあります。赤ちゃんの病状や治療選択などに関する話題の場合，心理職としてはまず気持ちの揺れとして語られる部分をありのままに受け止めることが大切です。しかし，情報や家族の理解が不十分であると感じられる場合には，家族と話し合い，必要に応じて医療者からの情報提供や話し合いの場を設定できるように担当看護師などと連携していくこともあります。

　また，家族のことばだけをそのまま記録に残すことは，読み手の解釈によっては本来の意図とは異なって伝わったり，断片的な情報が一人歩きしてしまったりする危険性があります。インパクトのあることばほど，そのまま記録にするかどうかは一旦吟味したほうがよいかもしれません。家族の心理的な状態やプロセスの理解につながるよう，心理職の視点を通したアセスメントが伝わる記録になるとよいでしょう。同時に，こころの専門家としての記録が，他職種に与える影響の大きさも意識しておくことが大切です。丁寧な見守りや関わりを要する家族として気にかける必要があることを伝えたい場合に，リスクばかりを指摘する内容として伝わってしまうと，医療スタッフの不安を必要以上にあおったり，家族を見守るまなざしがネガティブなバイアスのかかった厳しいものになったりする恐れがあります。気にかけて欲しい点とともに，家族の健康的な部分や強み，どのような支えがあるとよりよいかなど，建設的な内容も含めて具体的に記載することで他職種との連携につなげていけるとよいでしょう。

　そして何より大切なことは，一方的に記録に残すだけではなく，できるだけ担当の医師や看護師など，関わる職種との直接のコミュニケーションをもってことばの背景や正確なニュアンスを共有していくことです。また，特に緊急の対応が必要となる場合には，記録と並行して医療スタッフと直接の連携をタイムリーにおこなっていくことも必要です。

③ IC（Informed Consent）の同席

　病状説明の場面は，家族にとって赤ちゃんのことを知り安心できる機会でもありますが，悪い知らせを聞くことになるかもしれず，とても緊張するときです。説明と同意の場面では，医療者と家族は対等な立場にありますが，実際には対等な話し合いをすることは簡単ではありません。医療に関する知識が十分ではなく，医

療用語の理解自体が難しいことや，わが子との関係性もまだ十分
に築けていないこの時期の特性から，積極的に質問することは容
易ではなく，自分たちだけで必要な話が十分に聞けるのかと不安
に感じる家族も多いはずです。

　そんなとき，家族の支えとなるようにそっと見守る形で心理職
も同席できるとよいかもしれません。その場合には，家族が安心
して話を聞くことができるよう，事前に自己紹介をして心理職の
役割を伝え，同席への了承を得ておくことが大切です。また実際
の同席場面では，家族に圧迫感を与えず寄り添う姿勢が伝わるよ
う，配席についても工夫できるとよいでしょう。時には，医療者
側の要望で心理職に対して突然同席を求められることもあるかも
しれません。家族との面識や信頼関係のない状態では，単に医療
者側の人数が増えることで，かえって緊張感を与えてしまう場合
もあります。同席の準備ができていない場合や十分な時間を確保
することが難しい場合には，IC の前後で家族に声をかけ，そっと
サポートする方法もあるかもしれません。状況に応じて，心理職
が同席することのメリットとデメリットを考え，家族にとって侵
襲的にならない関わり方ができるとよいでしょう。

　話題の内容や家族との関係性にもよりますが，特に厳しい内容
の病状説明の場面では，医療者も緊張を伴って当然です。家族が
必要以上に不安になることのないよう，同席する医療者同士も事
前に何をどこまで話すかなどの情報共有をしておき，落ち着いた
雰囲気で場に臨むことができるように準備をしておくことも大切
です。

文　　献

永田雅子ほか（2012）周産期医療における子育て支援．臨床心理学（特集：
　子育て支援―乳幼児と向き合う心理臨床），12(3); 311-316.

8．さまざまな困難を抱える家族への退院支援

村井亜弥子

　両親とともに赤ちゃんの力やサインを共有しながら親子のやりとりを支え，家族としての生活をスタートしていけるように見守っていくことは，どの家族にも共通したかかわりです。しかし家族の事情によってそれぞれに異なった困難さを抱えている場合もあるため，個別に情報共有やカンファレンスをおこない，多職種で必要なかかわりや支援について考えていくことが大切になります。

　経済的な問題など，実質的に生活が困難な場合においては，MSWや地域の担当保健師などと連携し，活用できる社会資源などについて情報提供をしながら生活面を整え，安心して赤ちゃんを迎えられる環境を準備していくことが大切です。また，困ったときの相談先を明確にしておくことなども両親の安心につながります。

　両親が未婚や若年の場合には，退院後も育児の支援者となる祖父母などにもできるだけ早くから赤ちゃんのことを知ってもらい，親とともに赤ちゃんとの関係性を築いていけるように支援していくことが大切です。しかし親が若年である場合や，祖父母にとっての子どもである親への心配が強い場合などには，祖父母が親よりも親らしく前面に出て振る舞おうとしたり，祖父母の不安が親を不安にさせたりすることもあるかもしれません。祖父母の心配や不安にも寄り添いつつ，赤ちゃんを中心としたかかわりの中で親を親として扱い，親としての自信をもってもらえるようにあたたかく見守っていくことが大切です。

　家庭の事情で赤ちゃんを自宅で育てていくことが難しく，児童

相談所との連携を通して乳児院や里親制度を利用していく場合や，特別養子縁組となる場合（5章3参照）においても，赤ちゃんと親とのやりとりをあたたかく見守り，関係性を支えていくことは通常の赤ちゃんと家族へのかかわりと特別な違いはありません。必要な機関と連携をとりつつ，医療スタッフも一緒に赤ちゃんと親とのやりとりを見守り，あたたかい時間を共有していくことが大切です。

　両親あるいは父母のどちらかが外国籍である家族の場合には，言語の理解度や家族間のコミュニケーション手段などについて知ることが必要です。赤ちゃんの様子や治療・ケアに関わる情報を家族と共有していくにあたり，どのようなことばや手段であれば伝わるかは重要であり，コミュニケーションが難しい場合には通訳となる人の存在は両親の支援者としても大切になります。特に難しい病状説明などが必要となる場合には，正しく医療情報が伝わったかということとともに，家族の意向を正確にくみ取ることも重要となってくるため，必要に応じて医療通訳の手配などが検討されることもあります。家族と赤ちゃんのケアについて一緒に考えていくうえでは，その家族の文化や価値観などを知り，尊重していく中で信頼関係を築いていくことも大切です。退院後も家族が安心して赤ちゃんとの関係性を紡ぎながら生活していけるよう，看護師やMSWなどから家族の同意を得て地域への情報提供をおこない，地域の支援につながっていけるように橋渡しをしていきます。国籍などに限らず，コミュニケーションに何らかの難しさをかかえる家族の場合についても同様に丁寧な関りが必要となります。親子のやり取りを見守りながら病状説明や育児ケアに対する家族の理解度も確認し，赤ちゃんへの心配や生活への不安などについても丁寧に話し合い，多職種で共有して必要な支援について相談していきます。口頭でのやりとりだけで不十分な場合には，

文書やメモにして渡すなどの工夫も必要となるでしょう。丁寧なかかわりを通して家族について知りながらできるだけ心配や不安を少なくし，親子のやりとりに没頭できる安心・安全な時間と空間を提供することで親子関係が育まれていく過程を見守ることができるとよいでしょう。

　家族にとって，赤ちゃんの成長を一緒に見守ってもらいながら心配ごとについて相談したり，不安な気持ちを聴いてもらったりする経験は，その後の支援者にもつながっていくことができるようになるために貴重な経験となります。逆に，自分たちが人として，親として，厳しく評価をされていると感じると，必要な支援につながりにくくなってしまうこともあります。家族のペースや思いに寄り添い，どのようにするとその家族らしくやっていけるかを一緒に考えていけるとよいでしょう。

9．小さく生まれた赤ちゃんと家族の歩み

丹羽早智子

1）小さくうまれた赤ちゃんと家族── NICU 入院から退院までの親子の関わりと思い

　小さくうまれてきたり，何らかのリスクをもって生まれてきた赤ちゃんはNICUに入院になります。本来であれば羊水や子宮に守られて外界に適応できるまでしっかり成熟して生まれてきますが，予定日より早く生まれてきた赤ちゃんは重力，音，光，痛みなどさまざまな刺激から自分を守るだけの十分な能力が発達していません。そこでは正期産以上により赤ちゃんに合わせたケアをしていくことが求められます。

　NICUに入院すると，赤ちゃんは家族と離れて過ごすことにな

り，出生体重が 1,000 g 未満の超低出生体重児の場合には数カ月単位での長い入院期間が必要なため，より母子分離の期間が長くなります。多くの家族は面会を重ね，ふれあい，時間をともにすることで赤ちゃんの成長とともに関係を深め，育児のケアを獲得して退院に向かっていきます。しかし親としての傷つきや罪悪感，赤ちゃんに障がいが残る可能性がある場合は家族の心配は大きくなり，親子の関係が育っていくためにはより丁寧な多職種の医療スタッフからの見守りや支援を必要とすることもあります。

2）低出生体重児で生まれた赤ちゃん

　生まれてからしばらくの間，赤ちゃんは生命を維持することにエネルギーが注がれ，神経発達の未熟性など社会的反応性が低く，親が声をかけたりかかわったとしても目を開けたり反応することが限られているため，親子の相互作用がうまくいきにくいところがあります。Als（1982）は胎児新生児の神経機能の発達について共作用モデルを提唱しており，自律系，運動系，状態系，注意力，相互作用性の4つのサブシステムがあり，相互に影響しあい，神経機能を発揮し，反応系の土台になっているとしています。低出生体重児の場合未熟性が強くそれぞれの系が安定しにくく，ストレスサインを出しやすいことが知られています（第4章参照）。そのため赤ちゃんは疲れやすく，人の顔や声に対して反応をはっきりと出しにくいため，家族は赤ちゃんの動きやサインをどう読み取ったらいいのかわからないと感じてしまったり，母親自身の気持ちが落ち込んでいたり早く産んでしまったという罪悪感を感じているとネガティブな読み取りになったりすることもあり（永田ほか，1997），自分の気持ちを赤ちゃんの動きに投影してしまう場合も少なくありません。親子の関係性を築くには子どもの発達とともに母親の傷つきが癒やされることの両方が必要であり，多

くの親子は周囲からの情緒的サポートや子どもの成長や発達に支えられゆっくりではあるがしっかりと親子の関係を築いていきます（橋本，1996, 2011）。

3）保育器の中でのかかわりから退院まで──実際の面会場面を通じて

①Aくん家族のNICUでの面会の様子をお伝えし，小さく生まれた赤ちゃんと家族，スタッフとのかかわりをご紹介します（永田・DVD製作委員会ら，2014）

　Aくんは在胎27週，800g台で生まれてきました。予定日から考えると33週頃になり呼吸も安定し，身体の状態もずいぶんと落ち着いてきました。面会にきた両親は保育器の中のAくんをじっとみつめ，「Aくん来たよ」と声かけします。Aくんは母親の声を聞いて，ぱっと目を覚まし声がするほうを見つめました。母親はその様子をみて「起きたね，おはよう。パパもきたよ」と挨拶しました。Aくんはさらに目を大きく開くと母親は「驚いた〜」とAくんの気持ちを言葉にされました。Aくんはまた目を閉じたりぼんやりしはじます。面会に立ち会っていた心理師からも「まだ眠いね」と伝えると母は，「いっぱいねてるのにね」と表情や動きを読み取り，意味づけしていきます。

　心理士がAくんを一緒にみつめ，「いろいろな刺激がある中で眠って，自分でペースを保てることも赤ちゃんの大事な力」とAくんがNICUの環境の中で適応し，眠たいときにしっかり眠れる力があることを伝えました。看護師も「口元に手をやって安定をはかれてきているね。Aくんの力だね」「横向きでも安定できるようになったね」とAくんが自分で安定をはかる力があることを伝えていました。心理士はAくんの反応や行動の意味やサインの読み取りを支えたり，看護師はAくんがどういったケアで落ち着くの

かを発育・発達に合わせて直接見せたり，ケアについての説明を
おこない理解を促すことで家族のＡくんとの関わりを支えていき
ます。心理士はご家族とだけ話したり，不安を傾聴するだけでは
なく，Ａくんの様子を一緒に観察しながら赤ちゃんのメッセージ
を読み取り，共有していきます。そのことで親と子，それぞれの
関係性が育っていくことを支えていきます。

　両親はスタッフとの会話の間もＡくんに視線をむけ，手で身体
を包むように触れあい，安心させるようにかかわっていました。父
がおむつ替えしたあとにＡくんの表情が穏やかになった様子をみ
た母親が，「気持ちいいんじゃない？　すっきりしたね」とＡくん
の気持ちを表現し，父親の行動を肯定しました。父親は基本的に
面会は週末のみであり機会が少ないのですが，週単位での赤ちゃ
んの変化を感じることができるというメリットもあります。面会
時に繰り返し育児をおこなうことでケアに慣れ，母親とは異なる
視点での理解をすることができ，父としての子どもを理解し，関
係性を育んでいきます。場合によっては母親とのズレが生じたり，
わからなさから自信が持てないこともあるかもしれません。なる
べく面会時にスタッフから声かけし，父親の感じ方を肯定したり，
父がおこなったケアが児にとって心地よいものであることを伝え
ていけるとよいかもしれません。

　赤ちゃんとの最初の面会はＡくんのように保育器の中にいるこ
とが多く，家族はまずは見つめ，名前を呼んだり声をかけること
が中心です。赤ちゃんのちょっとした動きや表情から両親がどう
読み取りうけとるかを支え，なにもできないと落ち込む気持ちも
あって当然のものと受け止めながらも少しずつ児の動きから気持
ちの読み取りを支えていくことが大切です。赤ちゃんがどういう
ことが好きで，成長している感覚をもてるよう関わりを支え，母
親自身が感じていることそのものを受け取り，共有することで親

として自信がついていけるとよいかもしれません。両親とスタッフはＡくんを中心にみんなで包むように関わり，NICU 全体で親子が見守られている感覚がもてるよう配慮することが大切です。

②祖父母との面会

　祖父母との面会が許可されていない施設も多く，赤ちゃんの様子を直接共有することが難しい現状があります。写真や面会している両親から聞いた赤ちゃんのイメージが中心になるため実際の様子が伝わりにくく，写真だけでは大きさや，温かさや柔らかさなどの赤ちゃんがいる，という実感が得られにくく，疎外感や過剰な心配を感じる祖父母もいます。祖父母も子の親としての関わりから孫の親を支える関わりへと変化が求められます。場合によっては，父親，母親を守ろうとする気持ちが働き，うまれたばかりの赤ちゃんに目が向かない時もあります。

　Ａくんの祖父母が初めて面会した際にも，「右手が動かないね」とお話しされましたが，母は「あのポジションがよくて，いつもここ（頬に）においてあるよ」と説明し，Ａくんのこころの様子を伝え，祖父母を安心させていました。祖父母の不安や会えずにもどかしい思いをされていることを理解し，両親からどう祖父母に説明するかの相談にのったり，機会があれば心理士からも祖父母に積極的に声かけし，気持ちをうかがう機会を設けることも大事なサポートになると考えられます。

③退院にむけて

　退院前は喜びと安堵の気持ちと同時に自分たちが育てていかないといけないという責任の重さを感じる両親も少なくありません。ここまで育ててもらってもらったという思いや小さな赤ちゃんは医療の専門家だから育てられたのではという思いや，自分たちが育てていけるのかなど不安を感じることもあります。しかし面会を積み重ねてこの子がどうして欲しいのか理解し，対応がわかっ

てくると親としての自信につながっていきます。一緒にいられることの喜びやたくさんの人に支えられて退院まで育ってきたという思いを感じながら退院できる日を迎えます。

　Aくんの両親は退院の日にみんなにかわいがってもらい，たくさんの人に支えられてきたこと，Aくんから生きる力を感じてきたことを語りました。赤ちゃん自身のもつ生きる力を信じ，きっとこれからも両親は周りの人々と一緒に親としても成長されていくことではないでしょうか。

文　　献

Als H (1982) Toward a synactive theory of development: Promise for the assessment and support of infant individuality. Infant Mental Health Journal, 3; 229-243.

橋本洋子（1996）新生児集中治療室（NICU）における親と子のこころのケア．こころの科学（渡辺久子編「特集：母子臨床」），66; 27-31.

橋本洋子（2011）NICU とこころのケア―家族のこころによりそって，第2版．メディカ出版.

永田雅子・永井幸代・側島久典ら（1997）NICU 入院児の母親への心理的アプローチ―極低出生体重児の母親の心理過程．小児の精神と神経，37(3); 197-202.

永田雅子・DVD 製作委員会（2014）赤ちゃんとお母さんを支える―観察することで見えてくること：研修用マニュアル.

第4章

赤ちゃんからのメッセージを知る

1．赤ちゃんが生まれもっている力

永田雅子

　生れたばかりの赤ちゃんはどんな能力を持って生まれてくるの
でしょうか。かつては生まれたばかりの赤ちゃんはとても未熟で
無力であり，周囲の大人がケアをしなければならない存在として
受け止められていました。しかし，さまざまな研究で，赤ちゃん
は生まれながらにして（おなかの中にいるときから）さまざまな
能力を持っていることが分かってきています。

　写真（図4-1）は，生後45分ぐらいの赤ちゃんとお父さんの
様子です。お父さんに抱っこされ，お父さんが一生懸命赤ちゃん
に話しかけていると，赤ちゃんもお父さんの顔をじっと見つめ始
めました。その2分後，自然なやりとりの中でお父さんが赤ちゃ

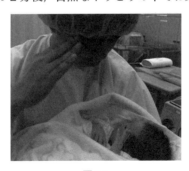

図 4-1

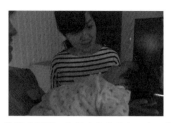

図4-2　生後1週間のお母さんと赤ちゃんのやりとり

んにむかって，"べろべろばー"をし始めました。不思議そうに
その姿をみていた赤ちゃんは，お父さんの"べろべろばー"に呼
応するように舌を出しはじめました。

　こうした出生直後のやり取りは，新生児模倣と呼ばれ，新生児
覚醒といわれる出産後1-2時間に限られた反応とも言われていま
す。お互いがアンテナを張り巡らせているこの時間帯に，親子の
やりとりが生じていくことは，赤ちゃんが生まれ出てきた新しい
世界をよりよいものとしてとらえ，また親側も生まれてきた赤ち
ゃんの生命力を感じる機会となり，親と子の歩みのスタートを支
えることにつながるでしょう。こうしたやりとりは周りのスタッ
フの支えや声掛けがあって初めて可能となり，親と子どもに安心，
安全な環境が保証されることが何よりも必要となってきます。

　生まれたばかりの赤ちゃんは，生後数日たってくると外への世
界に適応しはじめ，自分にかけられた声に反応し，30センチ前後
の距離であれば人の顔をじっと見つめその動く方向を追う様子が
観察できるようになります。またぐずりかけている時に，人の顔
や声といった刺激をあたえると，そちらに注意をむけ，体動がお
さまることで，落ち着いていきます。周囲のペースで反応をしっ
かりとできるようになるのは追視ができるようになるといわれて
いる生後3カ月ごろとなりますが，赤ちゃんのペースで，赤ちゃ

んが反応を出しやすいようにゆっくりとかかわると，出生後数日でも，人の顔や声のする方へと目や頭を動かし，私たちのかかわりに応えることができます（Brazelton, 1995）。赤ちゃんが安定したストレスのない状態を保つことができたとしたら，赤ちゃん自身も周囲にアンテナを張り巡らせ，相互交流の一方の担い手として十分機能することのできる力をもって生まれてきているのです。

　こうした赤ちゃんの行動は新生児期初期を通してみられ，周囲に上手に反応を引き出してもらうことで，覚醒状態を維持できるとともに，そうした赤ちゃんの反応が親の養育行動を引き出していくものとなります。また生まれたばかりの赤ちゃんは調子を高くした声，つまり女性の声のほうが反応をしやすく，母親の声を好むとされています。また，肌にくっつけて包み込まれるように抱かれ，手足の動きをおさめてもらうと，安定化を図ることができます。こうした子どもの反応は，親からのかかわりをより引き出していくものとなっていきます。

　一方で，すべての赤ちゃんが周囲に対して反応を示すわけではありません。生まれた時から外界との反応のあり方や，自分で自分をコントロールできる力やストレスサインの出し方は個人差がかなりあります。抱っこをすると安心して身を寄せる赤ちゃんもいれば，なかなか寄り添う感じとならない赤ちゃんも存在しています。人の顔や声に興味を寄せ，人が関わることで，敏活な状態を保ち，より組織化されて，自己鎮静ができていく赤ちゃんもいれば，人が関わることが過剰刺激となり，睡眠状態にはいっていったり，手足の動きが誘発されて落ち着かなくなってしまったりする赤ちゃんも存在しています。赤ちゃんが自分でうまく落ち着くことができるタイプで，周囲とのかかわりを好む赤ちゃんであれば，親としてのかかわりを赤ちゃんに引き出してもらうことが

できることで，少しずつ親としての自信を付けていくことができるかもしれません。一方で，赤ちゃんが安定しにくく，反応が弱くてとらえにくい場合などは，親は自分がかかわることで，赤ちゃんがプラスの反応を示したという実感を持ちにくく，親としての自分や，自分がかかわりをもつことに自信をなくしてしまったり，やりとりに消極的になってしまったりすることもおこってきます。

　赤ちゃんは日々成長し，成熟をし，反応の仕方も変化をしていきます。赤ちゃんがどんなタイプで，どんなかかわりが適しているのか，赤ちゃんが送ってくれているサインを知ること，赤ちゃんの育ちを実感していくことは，赤ちゃんと家族とのかかわりを支えるものとなっていきます。家族と一緒に赤ちゃんを知り，赤ちゃんのサインを共有することで，目の前にいる赤ちゃんと，きちんと出会ってもらうことが，その後の親子の歩みを支えていくことにつながります。

文　献

Brazelton TB, & Nugent KJ (1995) Neonatal Behavioral Assessment Scale 3rd Ed. Keith Press, London. (穐山富太郎監訳，大城昌平・川崎千里・鶴崎俊哉訳 (1998) ブラゼルトン新生児行動評価 第3版. 医歯薬出版.)

2．赤ちゃんのサインを知る

永田雅子

　生まれたばかりの赤ちゃんが，どんな刺激に対して，どんなサインを示し，どのように環境に適応しようとしているのか，赤ちゃんの視点から考えていくことが大事です。
　2日目ぐらいは出産時の影響もあり，疲れやすい印象がありま

すが，5日目頃になってくると，その子なりの反応をしっかり示してくれるようになります。一方で，反応の仕方や，落ち着きやすさは赤ちゃんによってさまざまです。

　ケアや育児を行う上で，赤ちゃんの意識の状態（State；ステート）を観察することが，大変重要になります。ブラゼルトン新生児行動評価（Neonatal Behavior Assessment Scale（NBAS）；Brazelton, 1973）は，赤ちゃんの神経行動能力を評価する検査法の一つで，赤ちゃんが外環境や周囲の人と上手に関わることができるかどうかについて，赤ちゃんの生理機能（呼吸・循環機能など）や運動能力，視聴覚刺激を通した相互作用能力のを通したそなどを測定し，赤ちゃんの成長・発達を促がすためのより良い環境設定や看護ケア，育児の方法を考えることができるものです。現在では，家族と赤ちゃんの姿を共有し，家族の育児支援ということに重きをおいた新生児行動観察（Neonatal Behavior Observations（NBO）；Nugent et al, 2007）へと発展し，海外では新生児期の支援のツールとして養育支援訪問等でも活用されるようになってきています。

1）赤ちゃんの意識の状態──State を知る

　新生児の行動の状態を最初に提唱したのは，Wolff（1966）でしたが，NBAS では，ステートは6つの状態に分かれているとしています（図4-3）。ステートは，「"啼泣"」「"開閉眼"」「"眼球運動"」「"体動"」「"顔面運動"」「"呼吸"」「"応答性"」の7つの項目で分類されます（表4-1）。

　ステートの基本的な考え方は，その状態が15秒以上続くかどうかです。3秒という短い時間で変わるようであれば，安定したステートではないとみなします。ステートによって，刺激の受容性・

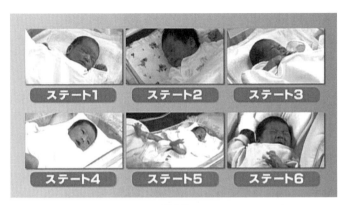

図 4-3

表 4-1　ステート（State）の指標

行動指標	State 1	State 2	State 3	State 4	State 5	State 6
啼泣 （ていきゅう）	−	−	−	−	短く ぐずる	持続的
開閉眼	閉眼	閉眼	閉開眼	開眼	開眼	
振戦運動	−	−	＋	＋		
体動	時に驚愕	少ない	変化する	少ない	多い	多い
顔面運動	少ない	あり				
呼吸	規則的	不規則				
応答性	なし	低い	やや低い	高い	やや低い	極低い

反応性が異なり，どのステートのときに，どんな反応や動きを示すかを観察することで，子どもに関わるときに最適な刺激の質を検討していきます。急にステートが変わるのか，穏やかに移行するのかといったステートの変化のプロセスや，どういったことがきっかけでステートが変わるのかを観察することでとらえていきます。あとの項でのべるように，早産児など未熟性が強い子ども

の場合，週数によってはステートの変化が急激に起こったり，段
階的ではなかったりする場合があります。どういったかかわりが
子どもにとって最適なのかを知るうえで，ステートの推移や，ス
テートの質に注意を向けることも必要となってきます。

1．睡眠状態　ステート1〜3

　ステート1：深睡眠（Quiet Sleep）
　　規則正しい呼吸
　　自発運動がない
　　驚愕は急速におさまり
　　状態の変化は少ない
　　眼球運動みられない

　ステート2：浅い睡眠（Active Sleep）
　　しかめっ面
　　閉じた眼瞼を通して急速な眼球運動が観察される
　　不規則な運動と驚愕，あるいは驚愕と同等の動き
　　低い活動レベル
　　運動はすべらかで調整
　　状態は変化しやすい
　　呼吸は不規則
　　ときどき吸啜運動がおこる
　　開眼が時々おこる

　ステート3：まどろみ（Drowsiness）
　　眠そうな半覚醒状態
　　重い瞼，あるいは閉じた瞼がぴくぴく動く
　　ぼうっとした顔つき
　　活動レベルが低い

感覚刺激に反応するが遅れがち
刺激後状態が変化しやすい
運動は通常なめらか

2．覚醒状態　ステート4〜6
　ステート4：敏活な状態（Alert）
　　児の反応性・受容性がピーク
　　輝きのある目つき
　　注意の集中
　　活動性　最少

　ステート5：活動状態（Active Awake）
　　四肢を突き出すような運動
　　自発的驚愕運動を伴う
　　全般的に活動的で個々の反応が弁別しにくい
　　ぐずって声を出す

　ステート6：泣きの状態（Cry）
　　児の反応性・受容性が最低
　　15秒以上泣きが持続し，コントロールが困難な状態

２）自分を落ち着かせる力を支える
　ステート5の状態であれば，赤ちゃん自身が自分で何とか落ち着かせようとすることが可能です。手を口に持っていったり，人の声や動きに注意を向けることで，一瞬，自分で落ち着こうとしたりします。ステート6の状態ではなかなか自分ではコントロールできない状態となっていますが，それでも自分で自分を落ち着

かせようとする力を支えてあげることも必要です。赤ちゃんが泣いてしまうと，周りの大人が不安になって，すぐに抱いてしまったり，揺らしてしまったりすることも見られることがありますが，泣いたらすぐ抱っこして揺らすではなく，赤ちゃんが自分をなだめられるようになっていくプロセスを支えてあげましょう。赤ちゃん自身が自分で落ち着ける力を支えてあげるためには，いくつかの段階とコツがあります。NBAS では下記の8段階で，落ち着くことのできる力を見ていきます。

①赤ちゃんが見やすい位置に顔をもってきて顔を見せる

　生後1週間ごろまでは 30 〜 40 センチほどの距離ですが，そのあと少しずつ見える距離も長くなっていきます。赤ちゃんがふと目を開けて周りを見た時に，顔が目に入るだけでも，集中して少しなだまることもあるでしょう。

②名前を呼んだり，「どうしたの？」と赤ちゃんに向かって声をかけたりしてみる

　顔だけでなく，声をかけると，その刺激に注意が向き，関心を向けることでなだまることがあります。赤ちゃんが相手の顔が見やすい距離で，また赤ちゃんが心地よいと感じるトーンで近くで声をかけてみてあげましょう。

③おなかのあたりに手を置いてあげる

　お風呂の時におなかに布をかけてあげると落ち着くことがよく知られていますが，寝ているときも同じで，おなかのあたりにしっかりと手を置いてあげると気持ちよく感じる赤ちゃんも少なくありません。何もかけていない状態であればタオルケットや布団をかけてあげるだけでも違うかもしれません。

④バタバタしている手をそっと包みこむようする

　生後しばらくの赤ちゃんは反射が誘発されやすく，手足がばたばたしてくると，その動きにびっくりして，手足が余計にバタバ

タし始め，落ち着かなくなることが少なくありません。タオルで
くるんであげたり，おなかのところ手の動きを包むように制限し
てあげたり，把握反射を使って指に何かをつかませてあげるだけ
でも手足の動きをコントロールすることを助けてあげることがで
きます。

⑤抱っこをする

　抱っこをすることで，赤ちゃんは丸い姿勢を取りやすくなり，ま
た手足の動きも一定程度コントロールしてもらえることになりま
す。できるだけ丸い姿勢が取れるように，また接触する範囲が多
くなるような抱っこをしてみてください。横抱きが好きな赤ちゃ
んもいれば，縦抱きが好きな赤ちゃん，安定しやすい姿勢は赤ち
ゃんによってさまざまです。ぎゅっとしっかり抱っこしてあげる
と落ち着きやすいかもしれません。

⑥抱っこして左右にそっと揺らしてみる

　手足の動きがまだコントロールしにくい赤ちゃんや，少し緊張
が強い赤ちゃんは，抱っこしても反りやすかったり，ばたばたし
たりしていて抱っこしても腕の中におさまりにくいかもしれませ
ん。そうした場合は，前後，あるいは左右にゆっくり揺らしてあ
げることで力を抜きやすくなり，落ち着くことができます。呼吸
に合わせて上下，あるいは左右にゆっくり揺らしてあげるだけで
大丈夫です。決して大きな急な動きで揺さぶらないようにしまし
ょう。

⑦タオルなどでくるむ

　手足がバタバタして収まりにくい赤ちゃんは，タオルでぎゅっ
とくるんであげることで，手足の動きの制限を助けてあげましょ
う。また何かに包まれることが安心感につながることもあります。

⑧おしゃぶり

　それでも落ち着かない場合は，おしゃぶりを使って落ち着くの

を助けてあげてもいいかもしれません。自分で手を口に持ってい
ってしゃぶれるようになると自分で自分を落ち着かせることがで
きるようになっても来ます。新生児期は自分で思うように自分の
手足を動かすことができないので，手を口にもっていけるように
そっと支えてあげることも一つのサポートの仕方です。おしゃぶ
りをすると，外せないのではないかと心配される方もいますが，こ
こに記したような段階を含むことでおしゃぶりを必要最低限，使
う場合は，赤ちゃんが自分で落ち着ける体験を助けてあげること
につながり，成熟に伴って，自分で落ち着けるようになり，おし
ゃぶりがなくても安定できるようになっていきます。

3）安定化のサインとストレスのサイン

　生まれたばかりの赤ちゃんは，自分から言葉や態度で自分の状
況を伝えることができません。しかし，さまざまな反応によって
私たちにメッセージを伝えてくれています。ここでは，赤ちゃん
が安定しているときに示すサインと，負荷がかかっていたり，不
安定な時に示したりするサインについて解説をしていきます。
　赤ちゃんなりに自分で安定化をしようとする力は持っているた
め，ストレスサインを示した後，安定するための反応や動きを示
すこともあります。自分で安定しようとする力は自己調整能力と
してとらえることができます。赤ちゃん自身が自分で安定しよう
とするときはそれを見守り，安定しやすいように少し支えてあげ
るだけでも十分です。ストレスサインが多く出ている場合は，少
し一呼吸おいて，一休みしながら（タイムアウト），ケアをし，安
定行動がみられるようになってから刺激を与えるといいでしょう。
また，手足の動きを軽く制限してあげたり（包み込み），やさしい
前庭刺激を与えたり（少し揺らしたり），語りかけでステートのコ
ントロールを助けるなど，より安定できるかかわりをしていくこ

とが大事となってきます。

【自律神経系のサイン】

　・呼吸器系

　　規則的な呼吸 VS 不規則呼吸，無呼，喘ぎ，努力呼吸（陥没

　　呼吸，呻吟）

　・皮膚色

　　ピンク色 VS チアノーゼ，蒼白，まだら，紅潮

　・内臓系

　　安定した状態 VS 溢乳，あくび，腹鳴，しゃっくり

　・その他

　　安定姿勢の保持 VS 振戦，驚愕

【運動系のサイン】

　・筋緊張

　良好な筋緊張（体幹，四肢，顔など）VS 弛緩もしくは過緊張

　・姿勢のレパートリー

　　体を丸める VS 背中を反らせる

　・動きのパターン

　　屈曲姿勢，軽く閉じた指，微笑反応

　　VS 開いた指，伸びたた腕，泣き出しそうなしかめっ面

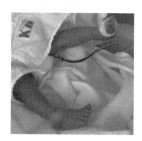

図 4-4

【状態系のサイン】

・穏やかな睡眠 VS 安定した睡眠が維持できない

・調整された覚醒と敏活さ
　VS 過度な敏活性（凝視），目の焦点が合わない
　　ぼんやりとした表情，State の急激な変化

・リズミカルで強い啼泣 VS ぐずり，弱い啼泣，激しい啼泣

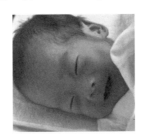

図 4-5

【自己調整系のサイン】

・手を合わせようとする，手を顔に近づける
　軽く弛緩した手でやさしくつかむ
　VS 足趾(そくし)の屈曲，激しく強い吸啜(きゅうてつ)，手の握りこぶし，眼をそ
　らす

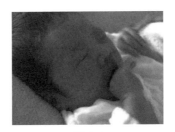

図 4-6

【注意／相互作用系のサイン】
・視覚刺激に対するはっきりとした反応
　　VS 凝視，ぼんやりとした視線
・かわいらしい表情 VS きょろきょろした過剰な眼球運動
・微笑 VS 緊張した表情，見開いた目

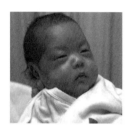

図 4-7

④赤ちゃんの成熟と個性の影響

　一般的に予定日は 40 週 0 日とされており，37 週以降は正期産となります（臨月にあたります）。37 週を過ぎてくると，生理的機能も，運動機能も，ステートの維持も外界のさまざまな刺激に対応できるだけ成熟して生まれてきます。しかし，37 週未満で生まれてくる早産の赤ちゃんや，2,500 g 未満で生まれてくる低出生体重児の赤ちゃんは，未熟であったり，体力もなく疲れやすかったりします。

　正期産と早産の赤ちゃんでは違う状態像を示すことも少なくありません。こうした反応は異常ではなく，未熟性の影響を強く受けています。その子が，今出しているサインに合わせて，より安定が保てるケアを行うことが，小さく生まれた子どもたちの成熟と発達をうながしていくことにつながっていきます。

　また赤ちゃんによっては，それぞれ固有の刺激受容レベルが存

在しており，安定した行動反応を得るためには，刺激の量や質，与え方も一人ひとりで異なります。赤ちゃんにとって侵襲的，過剰な刺激を控えて，ストレス反応が生じない刺激レベルでかかわってあげることが発達を支えることにつながります。

文　　献

Brazelton TB（1973）Neonatal Behavioral Assessment Scale. "Clinics in Developmental Medicine No. 50" William Heinemann Medical Books, London.

Nugent JK, Keefer CH, Minear S, et al（2007）Understanding Newborn Behavior and Early Relationships: The Newborn Behavioral Observations（NBO）System Handbook. Paul H Brookes Publishing.

Wolff PH（1966）The Causes, Controls and Organization of Behavior in the Newborn. Psychological Issues, 5. International Universities Press, New York.

3．親と子の間でおこっていること

永田雅子

　ここまで述べてきたように生まれてきた赤ちゃんは，赤ちゃんなりに生まれてきた世界に適応しようとしており，さまざまな動きや反応で周囲にメッセージを送ってくれています。しかし生まれてしばらくの間は，赤ちゃんから発せられるメッセージやサインははっきりとしたものではなく，赤ちゃん自身が意識的に相手に伝えようとしているものではありません。そのため赤ちゃんが何を伝えようとしているのかは，わかりにくく，読み取りにくいものです。

　しかし多くの大人は，赤ちゃんのさまざまな動きや反応を意味あるものとして読み取り，声をかけたり，ケアをしたりしていきま

す。例えば,赤ちゃんが泣いていれば「おなかがすいているの?」「おむつが汚れていて気持ち悪かった?」と声掛けしながら,おっぱいをあげてみたり,おむつを替えてみたりしています。最初は赤ちゃんが何を伝えたいのかわからず,戸惑いながら試行錯誤し,赤ちゃんの反応をみて関わり方を微修正し,徐々に目の前の赤ちゃんにあったものへと変化させていきます。また赤ちゃん自身も,少しずつ反応やサインの出し方を分化させ,お互いが影響を与えあいながら,相互関係がより複雑なものへと変化をしていきます。

　しかし,同じ赤ちゃんの動きや反応をみたとしても,その動きや反応に何を読み取り,どう反応するのかは大人によって異なります。同じものをみていても,そこから赤ちゃんのどんなメッセージを読み取るのかは,関わる大人側の表情が色濃く影響をしていきます (図 4-8)。泣いている赤ちゃんをみて,「おなかがすいている」と読み取る人もいれば,「おっぱいをすぐにあげない私を責めている」と読み取る人もいます。Fraiberg ら (1975) が「赤ちゃん部屋のお化け」と表現したように,そこには親の内的な思いが反映されます。たとえば,子どもに対して罪悪感を抱えていたり,自分が親として十分にやれていないという思いが強ければ強いほど,赤ちゃんが泣いていたり,落ち着かない姿は,自分をわざと困らせているように感じたり,赤ちゃんから責められているように受け止めてしまうこともおこってきます。親が緊張し,不安な表情で赤ちゃんに接した場合,その緊張や不安は赤ちゃん

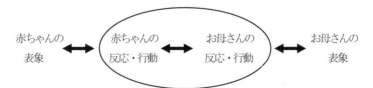

図 4-8　赤ちゃんとお母さんの間でおこってくること (Stern, 1995 を一部改変)

に伝わって余計に落ち着かなくさせ，そうした赤ちゃんの姿に親はより緊張感や不安を高めるなど，親と子のやりとりが悪循環に陥っていくことも起こってくるのです。

　たとえば，親自身が赤ちゃんの頃，泣いても，落ち着けるようにかかわってもらえず，いつも泣き寝入りをしていたような人は，泣くことは，"ブラックホールにすいこまれる"ような怖い体験でもあり，泣き声を聞くだけで落ち着かない気持ちになってしまうかもしれません。一方で，泣いたときに，抱っこしてもらったりして落ち着けてもらう体験をしてきた人は，泣いてもしばらくしたら気持ちが安定するものだと感じていて，赤ちゃんが泣いていたとしても，落ち着いて対応することができるかもしれません。また，周りから子どもとのかかわりを責められるような言葉かけをされている人は，子どもにも同じように自分が責めているように感じることも生まれてきます。子どもが小さければ小さいほど，また反応が未分化であれば未分化なほど，その人自身のさまざまな思いが，赤ちゃんとのかかわりの中で反映され，赤ちゃんからのサインを，歪んで受け止めてしまうことも起こってくるのです。

文　献

Fraiberg S, Adelson E, Shapiro V (2003) Ghosts in nursery: A psyochoanalytic approach to the problems of impaired infant-mother relationships. Journal of American Academy of Child Psychiatry, 14(3); 387-421.

4．赤ちゃんを支援の中心に据えるということ

永田雅子

　前にも述べているように，私たちは，生まれて間もない赤ちゃ

んであっても，まるで大人と同じように感じているようにとらえ
ており，赤ちゃんが泣けば「おなかがすいて怒っているのね」と
言葉をかけたり，赤ちゃんが表情をゆるめれば「お母さんのこと
がわかって嬉しかったの」と声をかけたりします。こうした読み
取りや関わりが，赤ちゃんの状態と大きくずれていない場合，赤
ちゃんの情緒的な発達を支えていくことになっていきます。赤ち
ゃん自身も，一定の反応には同じ反応が返ってくることを理解し
始め，適切に読み取ってもらう積み重ねの中で，親にはっきりと
意図をもったサインを示すようになっていきます。赤ちゃんとの
やり取りの中で，赤ちゃんからのサインを適切に親が受け止める
ことができたとしたら，親子のやり取りはスムーズなものとなり
やすく，赤ちゃんの反応や動きからポジティブなメッセージを読
み取ることで，親の育児行動がより引き出されていきます。

　たとえば，運動系が未熟な赤ちゃんがよく示す驚愕反応は，赤ち
ゃん自身がまだ手足のコントロールがうまくいかないことが原因
です。中には，自分の動きにより反応が引き出されることで，手
足の動きが活発となり，落ち着かなくなって泣いてしまうことも
あります。手足の動きを軽く押さえてあげたり，タオルをくるん
であげたりすることで，そうした反応が誘発されにくくなり，安
定した状態を維持することができます。多くの場合は，日齢がた
つにつれて成熟度が増してくることで，自然に落ち着くようにな
っていくため，試行錯誤しながらかかわっていくなかで，少しず
つ子どもにあったかかわりを親が身につけていきます。

　一方，そうした反応を見た時に，「私にどっか行けと払いのけよ
うとしている」と手の動きから読み取る人もいるでしょう。また
抱っこしないと泣き止まない様子を見て，「お母さんが抱っこして
くれないから，怒っている」と読み取ることもあるかもしれませ
ん。子どもが驚いたと読み取る人は，子どもが驚かないようにか

かわるでしょうし，拒否をされていると読み取る人は，子どもと関わることに自信を無くしたり，距離を取りたいと感じるかもしれません。また赤ちゃんが自分に対して，怒っていると読み取る人は，子どもから責められていると感じ，赤ちゃんに対して怒りを覚えるかもしれません。子どもからのメッセージを間違って読み取ることで，親子のかかわりの質は違うものとなっていくのです。

　赤ちゃんの反応は未分化で，はっきりとわからないからこそ，そこに何を読み取るかは人によって異なるものの，だれかと赤ちゃんを一緒に見つめ，赤ちゃんから送られてくるメッセージを共有することは，赤ちゃんの読み取りを自然に修正していくことを可能とします。「自分が嫌われている」と脳裏に一瞬浮かんだとしても，「○○ちゃんちょっと驚いちゃったんだね」と誰かが赤ちゃんを見ながら赤ちゃんの様子を伝え，赤ちゃんのサインの見方をかえることで，赤ちゃんの様子をまた見つめなおし，赤ちゃんのサインを違うものとして受け止めることが可能となるでしょう。一方で親と子と二人きりで過ごした場合は，その修正をすることができません。密室での育児とならないように，誰かと一緒に子どもと時間を過ごし，赤ちゃんの様子を観察し，そのサインを一緒に共有してくれる人がそばにいることが，何よりも親と子の関係をより相互交流的に後押しをしていきます。

　現在では，新生児行動観察（Newborn behavior observation system; NBO）という赤ちゃんを中心にした介入の方法に注目がされるようになってきています（Nugent et al, 2007）。NBO は，アメリカの小児科医でもある Brazelton（1973）が開発した新生児行動評価（Neonatal Behavior Assessment Scale; NBAS）をもとに，親子の関係性の支援に焦点をあてたもので再構成したものです。家族同席でいくつかの道具を使いながら，赤ちゃんのス

トレスサインや運動系の成熟度，反応性などをみていくものであり全部で18項目，3段階評価の簡便なものとなっています。家族ではなく，「どんな赤ちゃんなのかを一緒にみせてもらうことで，一緒に考えていきたい」と赤ちゃんに焦点を当てた介入方法であり，家族の状況に応じていつでも柔軟に実施をすることができることが特徴です。これまでのNBOの実践研究では，ポジティブな親子関係を促進する（Sanders et al, 2006），親のコンピテンスを高める（Cheetham et al, 2014），児の理解が深まる（Guimarāes et al, 2018）などが報告されており，産後うつ病への有効性も指摘されてきています（Nugent et al，2014）。近年では，アメリカ，イギリスをはじめ世界20カ国以上で導入されるようになってきており，家庭訪問なども含め，幅広い臨床現場で活用されるようになってきました（Nicolson, 2015）。

　NBOは，赤ちゃんに焦点を当てるため，親としての評価に結びつきにくく，観察を主たる目的としているため，家族の気づきを支えることで，親としての自信を強めることができるとされています。それ以上に，赤ちゃんと家族の未来を支えるという共通の目標で専門家と家族が出会うことを可能とし，家族が赤ちゃんを理解し，関係を築いていくことをサポートする場としての機能も果たすことができるものです。特にNICUに入院となってきた赤ちゃんの親は，自分が親として不適切なのではないか，自分がケアすることで傷つけてしまうのではないかという不安を抱えていることが多く，出産時のリスクが高ければ高いほど，目の前の赤ちゃんに対して，かよわい・弱弱しい存在というイメージが先行しやすいものです。そのため赤ちゃんからのメッセージもマイナスに受け止めやすく，かかわりが消極的になってしまったり，自信をもったかかわりになりにくかったりすることが起こってきます。NBOを通して，赤ちゃんの力を知ることは，赤ちゃんが生

きる力・育つ力・反応する力を持った存在として出会いなおすことを支えていくのではないかと感じていています。

文　献

Brazelton TB(1973)Neonatal Behavioral Assessment Scale. "Clinics in Developmental Medicine No. 50" William Heinemann Medical Books, London.

Brazelton TB (1978) The Brazelton Neonatal Behavior Assessment Scale: Introduction. Monographs of the Society for Research in Child Development, 43(5-6); 1–13.

Cheetham NB, Hanssen TA(2014)The neonatal behavioral observation system. A tool to enhance the transition to motherhood. Nordic Journal of Research, 34(4); 48-52.

Guimarães MAP, Alves CRL, Cardoso AA, et al (2018) Clinical application of the Newborn Behavioral Observation (NBO) System to characterize the behavioral pattern of newborns at biological and social risk. Jornal de Pediatria, 94(3); 300-307.

Nicolson S (2015) Let's meet your baby as a person: From research to preventive perinatal practice and back again, with the newborn behavioral observation. Zero to Three, 36(1); 28-30.

Nugent JK, Bartlett JD, Valim C (2014) Effect of an infant-focused relationship-based hospital and home visiting intervention on reducing symptoms of postpartum maternal depression: A pilot study. Infant Young Child, 27; 292-304.

Raphael-Leff J (Ed)(2003)Parent-Infant Psychodynamics: Wild Things, Mirrors & Ghosts. Whurr Publishers. (木部則雄監訳 (2011) 母子臨床の精神力動―精神分析・発達心理学から子育て支援へ（赤ちゃん部屋のお化け－傷ついた乳幼児 - 母親関係の問題への精神分析的アプローチ）. 岩崎学術出版社, pp.103-139.)

Sanders LW, Buckner EB (2006) The Newborn Behavioral Observations system as a nursing intervention to enhance engagement in first-time mothers: Feasibility and desirability. Send to Periatr Nurs, 5; 455-459.

Stern DN (1995) The Motherhood Constellation: A Unified View of Parent-infant Psychotherapy. Taylor & Francis, New York. (馬場禮子・

青木紀久代訳（2000）親－乳幼児心理療法：母性のコンストレーション．
岩崎学術出版社，p.13.）

5．NICU に入院となった赤ちゃんの特徴

野村香代

　早産児は，脳機能の発達における重要な時期に出生を迎え，胎内とは異なるNICUの感覚的環境やケアによる影響を受けることになります。そのため，脳の発達過程を理解した上で，外界との調和を図るケアが求められています（大城，2018）。

　音や光，痛みなど刺激の多い NICU 環境を改善して，赤ちゃんにとってストレスの少ないケアに心がけること，またポジショニングやタッチケアなどを取り入れ，赤ちゃんの適切な発達を促すことといったケア全般をディベロップメンタルケア（Developmental Care; DC）といいます。そして，DC の実践における赤ちゃんの状態を評価する方法として，Als は新生児個別的発達ケアと評価プログラム（Newborn Individualized Developmental Care and Assessment Program；NIDCAP）を開発しました（Als et al, 1986）。実際のケアは，①児の発達に適した環境を整える，②児が気持ちよくできる姿勢を可能にする，③児がストレスを加えられないで休める時間を作ってあげる，④母親に児のシグナルの読み方やそれに対する対応の仕方を教え，NIDCAP に参加してもらう，といった４つのステップで行われます（仁志田，2018）。つまり，NICU の環境を調整することは，NIDCAP の土台を作ることになります。

1）NICU の光環境

　米国小児科学会は，NICU の光環境として，日中は 100 から 200
ルクス，夜間は 5 ルクス以下となる明暗環境を推奨しています。こ
れまでの研究から，恒明・恒暗環境よりも明暗環境で保育した早
産児の体重がより増加していたことからも，明暗環境が早産児の
発達に適していると考えられています（Brandon et al, 2002）。た
だし，暗い時間が長くなると，医療スタッフにとっては業務の遂
行や安全管理の面で不利益をもたらす危険性もあります。この懸
念に対して，光を十分に知覚できない 28 週未満の早産児の場合，
恒明環境で十分な視野を確保して安全に治療看護することを優先
とし，28 週以降から明暗情報を処理するメラノプシンの感度を考
慮して，夜間 30 ルクス以下に抑えることにより，早産児にとっ

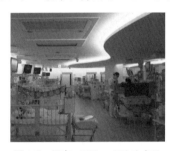

図 4-9　日中　300 〜 350 ルクス

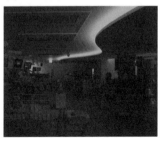

図 4-10　夜間　25 ルクス

ての明暗環境を作るという方法や（太田，2018），角度・照度・点灯スケジュールが個別に設定できる複数の直光型 LED を用いて，光で空間を切り取るといった方法が提案されています（太田，2019）。実際に，Watanabe ら（2013）は，医療スタッフがケアしやすい恒明環境において，夜間保育器に光フィルターを使用して早産児のみに明暗環境が整うようにしたところ，早産児の睡眠―覚醒リズムが促進されたと報告し，また兼次（2015）は，明暗環境における夜間の授乳やおむつ交換などの処置時に，通常の白色 LED ライト，赤色 LED ライトのいずれを使用しても，早産児の睡眠覚醒リズム，夜間啼泣回数，身体発育に差が見られないことが示され，ケアや処置のために，夜間に短時間だけ白色 LED ライトを使用することが早産児の発育発達に悪影響を及ぼさない可能性を指摘しました。このように安全管理と発育発達との両面から，ケアのあり方を考えていく必要があります。

２）NICU の音環境

　NICU の中はさまざまな音にあふれています。保育器は，赤ちゃんを外部の環境音から守ってくれていますが，その一方で保育器自体のモーター音など内部の環境音の発信源ともなっています。また，赤ちゃんからの弱く小さな泣き声は，すぐに外部の騒音にかき消されてしまうため，周囲の大人との相互的なやり取りが阻害されてしまうこともあります（齋藤ら，2021）。

　米国小児科学会によると，NICU の平均騒音レベルは 45 dB 以下，最大騒音レベルは 65 dB 以下が推奨されています。そのために，騒音の要因となる NICU の設計，医療機器や設備，家族やスタッフの行動を見直していくことが必要となります。具体的には，大きな騒音を発生する機器は赤ちゃんから離れた場所に配置する，棚やカートの移動や開閉時に騒音が出にくいものを選択し，丁寧

に扱うようにする，大きな声を出さないようにすることなどの配慮が行われています（有光，2018）。

3）痛みのケア

　出生後の赤ちゃんへのケアは,本来,家族との心地よいやりとりや,ぬくもりのある触れ合いを通して行われます。しかし，NICUに入院した赤ちゃんは，すぐにさまざまな処置や検査を受けなければならず，生後2週間における痛みを伴う処置は，1日あたり平均7.5～17.3回と高い頻度であると言われています（Cruz et al, 2016）。また，繰り返される痛み刺激により，脳の構造や発達,神経行動機能に影響を及ぼすこと（Als, 2004）や,処置のたびに安静を妨げられ，正常な睡眠のパターンの確立が難しく（仁志田,2018），その影響は成人になっても残り，痛みに過剰に反応することが指摘されています（Vederhus et al, 2012）

　これらの痛みを軽減するために，2014年に『NICUに入院している新生児の痛みのケアガイドライン』（日本新生児看護学会,2020）が作成され,その後2020年に改訂されています。その中で，痛みの経験を最小にすることが最善の予防策であることを認識した上で，児が発する痛みの表現を受け取り，痛みを最小限にするために働きかけることの重要性が述べられています。

　痛みに対する反応は，心拍数や酸素飽和度といった生理的指標や，表情や顔色・手の動き・啼泣状態などの行動的指標に基づいて評価していきます。そして，非薬理的な方法として，おしゃぶりを与えることで吸啜反応を促す,包み込み（swadding）やホールディング（抱え込み）により疼痛刺激への感受性を調整する，ショ糖の経口投与，カンガルーケアがもたらす肌を合わせる（skin-to-skin contact）心地よい刺激が疼痛を抑制するなどの方法が用いられています（本田，2018）。

文　献

Als H, Duffy FH, McAnulty GB, Rivkin MJ, Vajapeyam S, Mulkern RV, Warfield SK, Huppi PS, Butler SC, Conneman N, Fischer C, & Eichenwald EC（2004）Early experience alters brain function and structure. Pediatrics, 113(4); 846–857.

Als H（2009）Newborn Individualized Developmental Care and Assessment Program（NIDCAP）: New frontier for neonatal and perinatal medicine. Journal of Neonatal-Perinatal Medicine, 2; 135-147.

有光威志（2018）NICU の環境デザイン．In：仁志田博司・大城昌平・渡辺とよ子・太田英伸編：オールカラー改訂 2 版 標準ディベロップメンタルケア．メディカ出版，pp.181-198.

Brandon DH, Holditch-Davis D, & Belyea M（2002）Preterm infants born at less than 31 weeks' gestation have improved growth in cycled light compared with continuous near darkness. Journal of Pediatrics, 140(2); 192-199.

Cruz MC, Fernandes AM, & Oliveira CR（2016）Epidemiology of painful procedures performed in neonates: A systematic review of observational studies. European Journal of Pain, 20; 489-498.

本田憲胤（2018）疼痛緩和ケア．In：仁志田博司・大城昌平・渡辺とよ子・太田英伸編：オールカラー改訂 2 版 標準ディベロップメンタルケア．メディカ出版，pp.286-299.

兼次洋介（2015）Influence of Light Exposure in Night Time on Sleep Development of Preterm Infants（夜間の光曝露が早産児の睡眠発達に及ぼす影響に関する研究）．北海道大学博士論文．

日本新生児看護学会（2020）NICU に入院している新生児の痛みのケアガイドライン，2020 年（改訂）版．https://www.jann.gr.jp/wp-content/uploads/2019/12/16930beed6ecf5a64979bd8837720726.pdf（2022 年 10 月 13 日取得）

仁志田博司（2018）新生児医療とあたたかい心．In：仁志田博司編：新生児学入門，第 5 版．医学書院，pp.99-107.

大城昌平（2018）胎児・新生児の神経行動発達とディベロップメンタルケア In：仁志田博司・大城昌平・渡辺とよ子・太田英伸編：オールカラー改訂 2 版 標準ディベロップメンタルケア．メディカ出版，pp. 26-35.

太田英伸（2018）胎児・早産児の知覚発達と基礎とした環境調整とディベロップメンタルケア．In：仁志田博司・大城昌平・渡辺とよ子・太田英伸

編：オールカラー改訂2版 標準ディベロップメンタルケア．メディカ出版，
　pp.60-79.

齋藤紀子・岩間一浩（2021）聴覚のケア．In：赤ちゃんを守る医療者の専門
　誌 with NEO, 34(5); 112-119.

側島久典（2020）ディベロップメンタルケア．周産期医学, 50(4); 705-707.

Vederhus BJ, Eide GE, Natvig GK, Markestad T, Graue M, & Halvorsen
　T（2012）Pain tolerance and pain perception in adolescents born
　extremely preterm. The Journal of Pain, 13(10); 978–987.

Watanabe S, Akiyama S, Hanita T, Li H, Nakagawa M, Kaneshi Y,
　Ohta H, & Japan RED filter study group（2013）Designing artificial
　environments for preterm infants based on circadian studies on
　pregnant uterus. Frontiers in Endocrinology, 4; 113.

6．NICU から退院となっていくときの支援

野村香代

　NICU での集中的な治療を終えると，GCU へ移動しておうちへ帰るための準備がはじまります。まだ出産予定日前（40週未満）の赤ちゃんたちですが，できることが少しずつ増えていき，さまざまな表情を見せてくれるようになります。しかし，不安が強いご家族の場合，治療上の心配点に注意をとられてしまい，成長に目を向けることが難しい場合もあります。ちょっとした変化であっても，ご家族と共有していけるとよいでしょう。

1）睡眠−覚醒リズム

　37週をすぎると，睡眠−覚醒リズムが少しずつはっきりしていき，40週ごろになると，2〜3時間おきに目を覚ましますが，1日に16〜18時間ほど眠ります。

　小さく生まれた赤ちゃんのなかには，眠っている最中であって

も，NICU の環境音に驚愕反応が大きく出て，その後，慣れることが難しく，そのまま目が覚めてしまうというように，音や光刺激に過敏な赤ちゃんもいます。ただし，屈曲姿勢をとっている場合，刺激に対する慣れ現象が起こりやすく，睡眠中の不快刺激に対して自己防衛機能が高くなり，状態が安定しやすくなります（藤本，2004）。もしも，音や光の刺激により反り返る，伸び上がるというように，姿勢が崩れてしまったときには，身体を丸めた姿勢になるように，首のそりを戻して，頭とお尻を手のひらで包み込むようにホールディング（抱え込み）をして，姿勢を整えてあげるとよいでしょう。

　また，ゲップや排便がうまくできずに，お腹が張りやすいところがあります。その場合，便意を感じるとうなりはじめて，熟睡することが難しくなることもあります。肛門刺激や浣腸などのケアを行うことでお腹の張りがなくなると，睡眠も安定してくることがあります。このように，睡眠のリズムは，外界の環境や体の状態の影響を受けやすいので，どのような刺激にどの程度の影響を受けるのかについても，注目しておくとよいでしょう。

2）泣きとなだめ

　おなかが空いたとき，眠たいときや疲れたときなど，不快な刺激を感じたとき，赤ちゃんは泣きます。泣くことは，自分でうまく調整できずに戸惑っている赤ちゃんからの SOS サインです。泣くことを否定的に捉えるのではなく，赤ちゃん自身がメッセージを伝えようとしている気持ちを受け止め，不快な状況を取り除くお手伝いをしていきましょう。

　同じ状況であっても，赤ちゃんの泣く程度には個人差があります。例えば，おむつが少しぬれただけでも大泣きしてしまう子もいれば，ぐずり泣きするぐらいの子もいます。また，不快な刺激

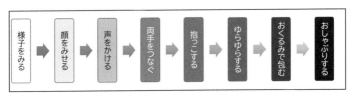

図 4-11　なだめの方法

が取り除かれたらすぐに泣き止む子もいれば，一度泣いてしまったらなかなか気持ちが収まらない子もいます。また，在胎週数が短いほど，泣き声は高くなるといわれていることもあり（Shinya et al, 2014），早産の赤ちゃんが甲高い声で泣いていると，すぐに抱っこしてなだめてあげたい気持ちになります。ただし，赤ちゃんには自分で泣き止もうとする力，自己調整力が備わっています。NBAS では，8 つの段階でなだめていく手順が示されています（図 4-11）。ときには顔をみせただけで少し泣きがおさまったり，ゆびしゃぶりをして落ち着こうとする姿がみられることがあります。痛みや空腹など，明確に不快な理由がある場合ではなく，疲れや退屈からくるものの場合は，なだめの手順に従って，少しずつアプローチしていき，自分で調整することを促していけるとよいでしょう。

　赤ちゃんによって，なだめにも好みがあります。ゆらゆらにあわせて，背中をトントンすることで，そのリズムが心地よく眠りにつける子もいれば，過敏性のある赤ちゃんはその刺激により目が覚めてしまう場合もあります。刺激が少ない方が好みの場合には，静かにしっかりと包み込んであげるとよいでしょう。

3）姿勢や筋緊張

　小さく生まれた赤ちゃんは，筋緊張が高く，反り返りが強い・

下肢が突っ張る・引き起こしたときに立ち上がるなどの姿勢がみられる場合があり，運動発達に問題があるのではないかと保護者が心配することがしばしばあります。しかし，早産児の場合，一過性であり修正3〜4カ月ごろをピークに6カ月ごろには緊張の亢進が軽快してくることがあり，必ずしも予後不良を予測するものではないといわれています（本間，2017）。

　筋緊張の強い赤ちゃんの場合，力が抜けずにばたばたしてしまったり，突然反り返って抱っこしている腕から落ちそうになったりして，保護者が抱っこしにくいと感じることがあります。特に，反りかえって首が後ろに倒れると，モロー反射が誘発されて，全身が伸展しやすくなります。できるだけ姿勢を起こして首を支えて，赤ちゃんの両手が胸元に来るように丸めた姿勢で横抱きをすると，だんだんと力がぬけていくでしょう。それでも，強い反り返りがある場合には，縦抱きにして体をぴったりとくっつけてもたれるようにすることで落ち着く場合があります。

4）刺激への興味

　出産予定日前の赤ちゃんは，自律系の安定性が低く，刺激に対して過敏に反応する傾向があることから，刺激が強すぎる場合，不快刺激となってしまいます。声をかける際にも，小さめの声から始めるようにし，安心できる声の大きさで話しかけるよう心がけましょう。出産予定日頃になると，起きている時間も見られるようになり，じっとどこかを見つめていたり，音に耳を傾けている様子が見られるようになっていきます。あまり顔を近づけすぎると，焦点が合わないため，20〜30cmぐらい離れてじっと見つめましょう。

　40週ごろの小さく生まれた赤ちゃんは，同じころの正期産の赤

ちゃんよりも，モノをみたり音をきいたりするといった方位反応が少ないようです。しかし，44週ごろになると，正期産の赤ちゃんの14日目よりも反応が高くなっていることから，本来の成熟と環境への適応を通して急速な発達が見られ，向上性を保ちながらも積極的に刺激を取り入れようとするようになっていると言えます（大城ら，1991）。赤ちゃんの状態に合わせて，やりとりを楽しめるように働きかけていきましょう。

文　　献

藤本智久・久呉真章・五百蔵智明・桜井隆・児玉壮一（2004）低出生体重児に対するポジショニングと慣れ現象の検討．In：日本周産期・新生児医学会雑誌，40(4)；778-781.

本間洋子（2017）新生児の神経の診かた．In：桃井眞里子・宮尾益知・水口雅（2017）ベッドサイドの小児神経・発達の診かた．南山堂，pp.59-74.

Shinya Y, Kawai M, Niwa F, & Myowa-Yamakoshi M（2014）Preterm birth is associated with an increased fundamental frequency of spontaneous crying in human infants at term-equivalent age. Biology Letters, 10(8)；20140350.

大城昌平・松本司・横山茂樹・松坂誠應・龝山富太郎（1991）ブラゼルトン新生児行動評価による未熟児の行動特徴．理学療法学 supplement, 18(1)；21.

7．リスクを持って生まれた赤ちゃんの育ちとフォローアップ

野村香代

　日本の新生児医療の発展により，リスクをもって生まれた赤ちゃんの生命予後に著しい改善がみられ，それに伴って，長期的な発達予後についての関心も高まってきています。フォローアップの目的は，退院した児の発育・発達を見守り，NICUから社会生

活への移行の支援をすることです（河野，2018）。

1）フォローアップ健診

　ハイリスク児への支援，および極低出生体重児の発育，発達の調査研究を目的として結成された，「ハイリスク児フォローアップ研究会」（https://highrisk-followup.jp/）では，発育・発達面において障害のリスクが高いとされる極低出生体重児を対象に，9歳まで継続的な観察・支援を行なうことが推奨されています。

　フォローアップ健診（図 4-12）では，身体の発育状況や神経学的所見や合併症の有無，多動や自閉傾向といった行動面を確認していきます。その中でも，出産予定日を基準にした修正年齢で1歳半，以後は暦年齢で3歳，6歳，9歳の4点を key age として，医師による健診だけでなく，発達・知能検査による客観的な知的能力評価を実施しています。

2）フォローアップ健診で配慮すべき点

　一般的に，保護者が病院を受診をしようとするのは，身体的，または発達面で気がかりな点がある場合です。しかし，フォローアップ健診は，前述したように推奨スケジュールに従って行われる

表 4-2　フォローアップ対象

●発育・発達に障害のリスクがあり，継続的な観察・支援が必要な児 　①早産低出生体重児（特に極低出生体重児） 　②慢性疾患（慢性肺疾患，短腸症候群などの外科疾患） 　③神経学的問題を合併した児（頭蓋内出血，脳室周囲白質軟化症，新生児痙攣，仮死など） 　④多胎 　⑤先天異常（染色体異常など）を認める児 　⑥その他の特殊な問題を合併する児（代謝性疾患，TORCH 症候群など） ●不適切な養育（ネグレクト・虐待）のリスクがある場合

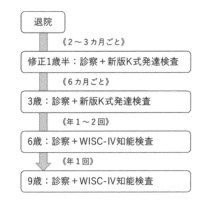

図 4-12　フォローアップ健診のプロトコール

ことが多いため，受診へのモチベーションが高まらず，中断に至ってしまうこともあります。年齢で確認すべき事項について，丁寧に説明を重ねていき，継続的にフォローしていくことが重要です。

　また，保護者が心配を感じていない子どもの発育発達に関して，医師が支援を受ける必要性を指摘することもあります。この場合，保護者は大きく戸惑い，混乱してしまうため，すぐにこちらの提案の意図をくみ取ることは難しいでしょう。保護者の理解のペースに合わせながら，話をすすめていくように心がけましょう。

①退院〜修正1歳半ごろ

　退院を迎えて，いよいよ自宅で赤ちゃんとの生活が始まります。1日をともに過ごすことによって，これまで見えてこなかった赤ちゃんの姿に，喜びだけでなく，戸惑いを感じるお母さんも少なくありません。例えば，授乳がうまくいかない，なかなか泣きやまないなどの不安を抱えやすい状況にあります。赤ちゃんとのかかわりは，育児書通りにはうまくいかないことのほうが多くあります。健診の中で語られるご家族の不安や心配に対して，すぐに

アドバイスするよりも，まずはご家族の想いを聞きながら，赤ちゃんとお母さんに合う方法が見つかるように寄り添っていくことが大切です。

　早産児の場合，予防接種は暦年齢での実施となりますが，発育発達は３歳まで修正月齢に基づき，評価していきます。しかし，地域で行われる４カ月健診，１歳児健診等の乳幼児健診は，出生日に基づいた暦月齢で行われることが多く，その時期の実施となった場合，赤ちゃんの体の小ささや，発達がゆっくりであることに引け目を感じてしまい，受診に抵抗を感じるご家族もいます。事前に受診時期を修正月齢に合わせて変更することができることを保護者に伝えておきましょう。また，医療機関で定期的にフォローアップ健診をしてもらっているため，地域での健診をうける必要がないとご家族が思う場合もあります。しかし，こういった地域の健診では，医療機関からは得られない地域で利用できるサービスや発達支援の情報を知ることができるよい機会です。健診の内容や必要性を伝えて，受診を促すように働きかけましょう。

②修正１歳半〜幼児期

　幼児期に入ると，親子で過ごすよりも，同年齢の集団の中で生活することが増えていき，知的能力や社会性の発達状況について，他児との違いが気になるようになります。特に，極低出生体重児の場合，発達障害のリスクが高く，32週以前の極低出生体重児の自閉スペクトラム症の有病率は７〜20.8％と，正期産の１〜２％よりも非常に高くなっています（Agrawal et al, 2018; Nagai et al, 2022）。そのため，フォローアップ健診では，対人関係や注意集中といった精神発達の問題に焦点をあてて，ご家族から児の行動特性を丁寧に聞き取り，不快刺激を取り除くなどの環境調整の必要性を見極めていきましょう。

　このような障害特性や症状は，保育園や幼稚園へ入園する３歳

ごろにより顕著になることも多く，この先うまく適応していける
のかという心配を抱え，ご家族が入園先の決定に頭を悩ませるこ
とが多く見られます。入園先のホームページや資料などから，特
別なニーズのある子どもへの対応について読み取れることは限ら
れており，わが子の困り感への対応がどの程度可能なのかは，園
に個別に相談してはじめて見えてくる部分です。決定の際には，園
の見学や体験，事前相談を行い，具体的に「こういう困り感には，
こう対応していきましょう」と一緒に考えてくれる姿勢が感じら
れる園を選択するように促しましょう。また，集団での支援に加
えて，園に個別での支援が必要だと考えられる場合には，加配制
度を利用することもあります。加配とは，他の子どもたちと同じ
ように園での生活を送ることが難しいお子さんに対して，担任と
は別の保育士により，生活面や集団への参加を促す個別のサポー
トを受けることができるものです。利用する場合の条件などを事
前に確認しておくとよいでしょう。どのような園の特徴も，捉え
方によってメリット・デメリットはあります。そのため，ご家族
が「自分で決めた」という感覚が持てるようにサポートしましょ
う（高田，2018）。

③6歳（就学前）健診

　就学前にあたる6歳健診では，特性や能力を考慮して，通常学
級・特別支援学級・特別支援学校等の進路を検討することになり
ます。運動障害や合併症等，身体的，医療的なケアが必要である
場合は，療育センター等を利用する中で，早期から就学相談が始
まります。しかし，フォローアップ健診での知能検査の結果から
軽度の知的障害を認めたとしても，保護者が家庭生活において困
り感を感じていない場合は，通常学級を選択するケースが多いと
いう現状があります（野村ら，2018）。学級の選択においては，保
護者の想いや地域の支援体制に左右される部分も多く，適切な支

援とは何かを判断することは難しい問題です。

　以上のことから，フォローアップ健診の役割は，園での生活状況や発達評価から見えてくる就学後の課題を明確にし，活用できる支援体制について情報提供をしておくことだといえます。仮に，入学前には問題視していなかったとしても，入学後の学校生活や学習の中で，我が子の困り感が強まってきた時に，支援の必要性を保護者が理解できるようになり，特性を受け入れていくことにつながっていくでしょう。このように，子どもが発する困り感のサインを，保護者が見逃さないように，見守っていくべき点を具体的に提示しておくようにしましょう。また，集団登校や学校の雰囲気に慣れるまで時間がかかる子もいます。何度か歩いて通ってみたり，教室内の様子を見せてもらったりと，準備をするように勧めましょう。

④就学以降

　小学校に入学すると，学習への取り組みの状況から，これまで以上に読み書きの困難さや不器用さが目立つようになります。早産児，極低出生体重児の場合，学習障害や発達性協調運動障害のリスクが高いといわれています（金澤ら，2005；平澤，2018ほか）。このような困難さへの対応がされないまま，不本意な叱責が続くと，自己肯定感の低下が危ぶまれます。例えば，読みの困難さを解消するために，プリントの行間を広くしたり，視認性の優れたユニバーサルデザインフォントに切り替えたりするなど，保護者の同意を得た上で，学校に対して合理的配慮を要請していくことも，フォローアップ健診の重要な役割となるでしょう。

3）発達・知能検査の解釈における注意点

　発達・知能検査により算出された発達指数（Developmental Quotient；DQ）や，知能指数（Intelligence Quotient；IQ）は，

知的障害の有無を判断する際に有用な情報となります。しかし，数値ばかりにとらわれてしまうと，結果の中に示された困り感や支援に活かせる長所といった本人の特徴を見落としてしまうことになります。新版 K 式発達検査の場合は，姿勢運動・認知適応・言語社会の3領域，WISC-Ⅳ知能検査（2022 年に WISC-Ⅴ知能検査に改訂）の場合は，言語理解・知覚推理・ワーキングメモリ・処理速度の4領域が下位領域として設定されており，領域間の得点差から個人内差を知ることができます。以上の結果ををふまえて，苦手な領域に対する支援を整え，得意な領域を伸ばしていくことで，「できる」と感じられる経験を積み重ねていく支援を提案していきましょう。

　なお，幼児期に実施する発達検査の指数は，知的能力の予後を指し示すものではなく，状況理解の発達に伴い，児童期ごろに大幅に変動する場合もあります（Ramsden et al,, 2011）。発達・知能指数は，あくまで現時点での評価であることを考慮して，支援に活かしていくようにしましょう。

文　　献

Agrawal S, Rao SC, Bulsara MK & Patole SK (2018) Prevalence of autism spectrum disorder in preterm infants: A meta-analysis. Pediatrics, 142 (3), e20180134. https://doi.org/10.1542/peds.2018-0134.

平澤恭子 (2018) 小児科領域における発達の諸問題．日本衛生学雑誌, 73 (1); 46-50.

河野由美 (2018) フォローアップについて．In：ハイリスク児フォローアップ研究会編：ハイリスク児のフォローアップマニュアル：小さく生まれた子供たちへの支援，改訂第2版．メディカルレビュー社，pp. 2-10.

金澤忠博・安田純・北村真知子・鎌田次郎・糸魚川直祐・南徹弘・日野林俊彦・北島博之・藤村正哲 (2005) Instant Survival からみた極低出生体重児の予後，児童発達心理の立場から見た超低出生体重児の予後．日本周産期・新生児医学会雑誌, 41 (4); 779-787.

厚生労働省障害児通所支援の在り方に関する検討会 (2021) 参考資料4 障害

児通所支援の現状等について. https://www.mhlw.go.jp/content/12401
000/000801033.pdf（2021 年 12 月 30 日取得）

Nagai Y, Mizutani Y, Nomura K, Uemura O, Saito S, Iwata O（2022）
Diagnostic rate of autism spectrum disorder in a high-survival cohort
of children born very preterm: A cross-sectional study. International
Journal of Developmental Neuroscience, 82(2); 188-195.

野村香代・永井幸代・田中太平・辻井正次（2018）極低出生体重児のフォロ
ーアップ外来における知的能力評価と知的障害児の就学支援. 中京大学現
代社会学部紀要, 11(2); 297-314.

Ramsden S, Richardson FM, Josse G, Thomas MS, Ellis C, Shakeshaft C,
Seghier ML, & Price CJ（2011）Verbal and non-verbal intelligence
changes in the teenage brain. Nature, 479(7371); 113-116.

高田哲（2018）幼稚園, 保育所（園）子ども園との連携. In：ハイリスク児フォ
ローアップ研究会編：ハイリスク児のフォローアップマニュアル：小さく生
まれた子どもたちへの支援, 改訂第 2 版. メジカルビュー社, pp.219-223.

第5章

地域の中で子どもと家族を見守り育てる

1．地域における妊娠期からの切れ目のない支援とは？

永田雅子

　妊娠・出産・子育てをめぐる社会的状況は大きく変化してきており，今，子どもを育てている親の世代と，その親が育ってきた状況とはずいぶん異なる様相を示すようになってきました。祖父母の世代では当たり前だったことが，今の親の世代では異なるところが少なくなく，世代間での伝承が難しくなってきています。その一方で，SNSを使えば膨大な情報を手に入れることができるようになってきましたが，その内容は玉石混交で，その中で自分にとって何が正しい情報なのかつかみにくく，子育てのなかで不安を抱えることが多くなってきているのではないでしょうか。

　また，子どもが小さいうちは，子どもを連れて自由に移動することには制限があり，孤立化しやすいと同時に，自分が親として周りからどう評価されるのかということに敏感になりやすく，周りにSOSを出したりすることが難しい時期でもあります。この時期に，しっかりと支えてもらえたのか，そうではなかったのかということは，親のメンタルヘルスと，子どものその後の成長・発達に影響を与えていきます。かつてはきょうだいも多く，地域でも他の子どもと接する機会が少なくなく，自然と自分より小さい子とのかかわりをもちながら育ってきました。しかし，今は，自分が子どもを産むまで，赤ちゃんに接したり，関わったりする体

験があまりない人も増えてきています。これまで家族や地域のネットワークの中で行われてきた子育てを，より公的な形でささえていくことが求められるようになってきており，この10年の間に公的な支援の体制も少しずつ整えられてきました（図5-1）。

　平成29（2017）年度からは，母子保健医療対策総合支援事業として産婦健康診査事業が位置づけられ，母子保健衛生費の国庫補助金交付の対象となりました。一部の自治体では2020年の4月から産後2週間および1カ月健診への助成が開始され，産科クリニックでの産婦健診時に，産後うつ病の代表的なスクリーニング尺度であるエジンバラ産後うつ病質問票（EPDS; Edinburgh Postnatal Depression Scale（Cox, 1987））が導入され，その結果に応じて地域の保健センターとの連携がとられるようになりました。地域においても厚生労働省が子育て世代包括支援センターの法定化・全国展開を掲げ，妊娠期から子育て期にわたるまでの支援を他職種で連携して切れ目なくおこなっていくようになってきています（図5-2）。各自治体によって地域の実情に応じた支援の体制づくりがおこなわれてきており，一部の地域では，母子手帳発行時に，簡単なアンケートを実施し，その家族の強みとリスクを見極め，次の支援へとつなげていくような試みがおこなわれるようになってきています（塩之谷，2016）。また連携が進んだ市では，保健センター，子育て支援センターおよび行政で会議を開催し，どこでどの時期からどういった支援につなげていくのかということが話し合われ，さまざまな支援の枠組みが提供されています。

　一方で，母親のメンタルヘルスのチェックや，子どもの成長・発達の確認，情報提供等が中心となり，親と子のやりとりをいかに支えていくのかということについては十分な理論的な背景がなく，それぞれが手探りで支援を行っているのが現状です。評価さ

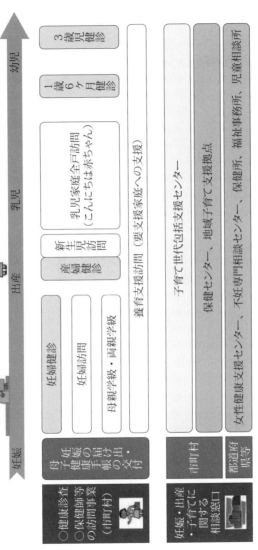

図 5-1　妊娠・出産にかかわる支援体制の概要

出典：厚生労働省　最近の母子保健行政の動向

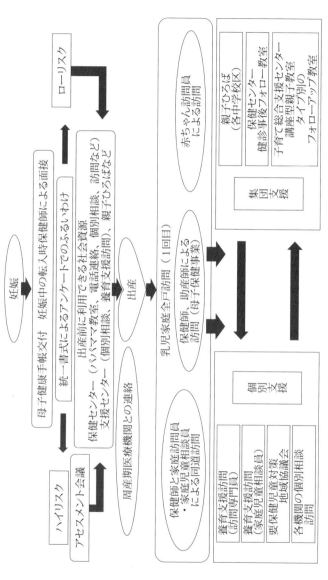

図5-2　母子手帳交付から子育て支援の流れ（A市）

表 5-1　エジンバラ産後うつ病質問票（EPDS）

ここ最近 7 日間にあなたが感じられたことに最も近い答えに○をつけて下さい。必ず 10 項目に答えてください。

1．笑うことができたし，物事のおかしい面も分かった。
（　）いつもと同様にできた　　（　）あまりできなかった
（　）明らかにできなかった　　（　）全くできなかった

2．物事を楽しみにして待った。
（　）いつもと同様にできた　　（　）あまりできなかった
（　）明らかにできなかった　　（　）ほとんどできなかった

3．物事が悪くいったとき，自分を不必要に責めた。
（　）はい，たいていそうだった　　（　）はい，時々そうだった
（　）いいえ，あまり度々ではない　（　）いいえ，そうではなかった

4．はっきりした理由もないのに不安になったり心配したりした。
（　）いいえ，そうではなかった　　（　）ほとんどそうではなかった
（　）はい，時々あった　　　　　　（　）はい，しょっちゅうあった

5．はっきりした理由もないのに恐怖に襲われた。
（　）はい，しょっちゅうあった　　（　）はい，時々あった
（　）いいえ，めったになかった　　（　）いいえ，全くなかった

6．することがたくさんあって大変だった。
（　）はい，たいてい対処できなかった
（　）はい，いつものようにはうまく対処しなかった
（　）いいえ，たいていうまく対処した
（　）いいえ，普段通りに対処した

7．不幸せなので，眠りにくかった。
（　）はい，ほとんどいつもそうだった（　）はい，時々そうだった
（　）いいえ，あまり度々ではなかった（　）いいえ，全くなかった

8．悲しくなったり，惨めになった。
（　）はい，たいていそうだった　　（　）はい，かなりしばしばそうだった
（　）いいえ，あまり度々ではなかった（　）いいえ，全くそうではなかった

9．不幸せなので泣けてきた。
（　）はい，たいていそうだった　　（　）はい，かなりしばしばそうだった
（　）ほんの時々あった　　　　　　（　）いいえ，全くそうではなかった

10．自分自身を傷つけるという考えが浮かんできた。
（　）はい，かなりしばしばそうだった　　（　）時々そうだった
（　）めったになかった　　　　　　　　　（　）全くなかった

(Cox, 1987)

れることに敏感なこの時期には，支援を受けるということ自体が，傷つきにつながってしまうこともあります。誰もが親になっていくことの支援を受けることは必要であり，最初の一番大変な時期に，一緒に赤ちゃんを知り，赤ちゃんとのかかわりを共有していくことで，赤ちゃんの親となっていくことを支えていくという視点を持つことが大事となってきます。

4）EPDS を病院および地域でよりよく活用するために

　産科だけでなく保健センターなどでも EPDS（表 5-1）が活用されるようになってきています。EPDS は自己記入式の質問紙法であり，産後の特性に焦点があてられていること，10 項目と項目数が少なく，比較的簡便であることから多くの機関で取り入れられ，赤ちゃんへの思いや，サポートの状況を把握する質問紙とともに活用をされるようになってきています（吉田ら，2005）。質問紙のため，感情表出が苦手な人も答えやすく，サポートを差し伸べるきっかけになるものとされている一方で，産後うつ病の精神面の症状を確認していくものであり，自分の状況を意識化させるものとなります。何度も記入をすることで負担を感じさせたり，その結果がサポートと結びついていなかったりすると意味をなしません。

　また社会的望ましさも反映されやすく，高い得点を付けるということは，本人から SOS が出されているというサインでもあることに十分意識する必要があるでしょう。得点が高い人はもちろんのこと，周りに自分が不安定であることを知られないように，低い得点をつける人もいるかもしれません。実際の臨床像と照らし合わせて，得点と臨床像の差に注意を向けることが必要となってきます。本来，この質問紙は，渡して記入してもらい，リスクの高い人を抽出するのが目的のものではありません。この回答をき

っかけに支援を行っていくためのものであることを忘れないでおきたいものです。

　記入を依頼するときには，「出産後はどのお母さんも不安定になりやすい時期で，お母さんが安定した状態で過ごせることは，赤ちゃんを育てるうえでも，大切なことです。この質問紙を通して，今のお母さんの心の状態を理解してサポートしていきたい」と伝え，正直に回答してもらえるよう声掛けするとよいでしょう。0，1，2，3点の4件法で30点満点であり，日本では，8/9点がカットオフポイントとされています。9点以上の人は1点以上ついた質問項目について聞き取ることが推奨されています。客観的に見た母子の状況と，訴えが違う場合もありますが，思いを否定したり，説得したりしようとはせず，まずはその思いを受け止めるところから始めるとよいでしょう。

　質問1．2は抑うつの中心症状である「感情障害」をみるものです。育児・家事が忙しいことが理由ではなく，楽しそうな気分になれないかどうかが重要です。質問3〜6は初産婦や，子育てに慣れていない場合，また多忙な場合も点がつくことがあります。"根拠なく"自分を責めていたり，"理由もなく"漠然とした心配や不安を感じていたりするかがポイントとなります。質問7は「睡眠障害」をとらえるものです。赤ちゃんのケアで寝不足であっても夜間の不眠を昼寝によって解消することができていれば問題なく，寝つきが悪かったり，睡眠が浅かったり，早朝に目が覚めてしまうことがあるかどうかを確認していくとよいでしょう。質問8．9は「抑うつ気分」をとらえるものです。はっきりとした理由はわからないのに，一日の大半で悲しくなったり涙がでたりするという場合は注意が必要です。質問10は「自殺念慮」の有無を確認するものです。1点以上が付いた場合は，状況や具体的な行動の確認，考えが浮かんだ時にSOSを出せる人や，話を聴いて

もらえる人の有無を確認しましょう。考えが浮かんだ時に思いとどまることを支え，実際に行うことがないように約束をするとともに，そうした思いがこころに浮かんだ時に，誰に，どのような形で連絡できるかという援助要請の具体的な方法や手段を確認していくことが望まれます。

　質問 10 に点数が付き，かつ抑うつ気分と感情障害の症状が強く，家事や育児が十分に行えていない場合は，精神保健や精神科治療についての緊急性を検討します。カットオフポイントが一つの基準となりますが，点数にあまり左右されず，総合的に判断をする必要があります。産後うつ病のリスクとして，ソーシャルサポート，うつ病の既往，夫婦関係があげられていますが，妊娠・出産がリスクを伴うものであった場合も，正常な心理的な反応として抑うつ状態を示すことがあります。軽症の場合は家事や育児を軽減し，心理的ケアを提供することで，重症化を予防できる一方，自殺念慮があったり，育児や家事にも支障をきたしたりしている場合は，抗うつ薬が第一選択肢となってきます。母乳への移行を心配し，投薬治療に抵抗を示すことも少なくありませんが，そうした場合は，うつ病の治療が優先されることを伝え，精神科治療につなげることが必要です。

　また産後は，身体的な回復に時間がかかり，赤ちゃんのケアで時間的な余裕がとりにくかったり，赤ちゃんを連れて外出したりすることは負担が大きいものとなります。また周囲に SOS を出したり，サポートをうまく利用したりすることもできない人が少なくありません。医療機関での情報を地域につなぐことで，より良い形で地域の支援が活用できるように連携をとっていくことが重要です。また，リスクだけではなく，強みに焦点をあてることで，社会全体で子育ての始まりを見守り支えていく視点が何よりも大切なこととなってきます。

文　　献

Cox JL, Holden JM, Sagovsky R (1987) Detection of postnatal depression. Developmental of the 10-item Edinburgh Postnatal Depression Scale. British Journal of Psychiatry, 150; 782-786.

厚生労働省子ども家庭局母子保健課（2019）最近の母子保健行政の動向．平成31年2月27日「健やか親子21（第2次）」推進協議会総会資料.

塩之谷真弓（2016）地域で親子を支えるシステムを築く．In：永田雅子編：別冊発達32「妊娠・出産・子育てをめぐるこころのケア：親と子の出会いからはじまる周産期精神保健」．ミネルヴァ書房，pp.206-213.

山下洋・綿井友美・吉田敬子（2016）産前・産後のメンタルヘルス．In：永田雅子編：別冊発達32「妊娠・出産・子育てをめぐるこころのケア：親と子の出会いからはじまる周産期精神保健」．ミネルヴァ書房，pp.75-81.

吉田敬子・山下洋・鈴宮寛子（2005）産後の母親と家族のメンタルヘルス：自己記入式質問票を活用した育児支援マニュアル．母子保健事業団.

2．周産期医療機関と地域の連携――視点の共有

酒井玲子

　医療機関は，医療を提供する場であり，その役割が終われば終診を迎えます。産科であれば，通常1カ月健診で終診に，NICUに入院した赤ちゃんであっても退院後はフォローアップを行っていきますが，徐々に小児科にその役割を移行し，いずれ終診となります。医療者の関わりはその期間が過ぎれば終わりとなりますが，その家族の人生はそこからも続いていくものであり，それを支えていく地域の支援者がいます。そのため，周産期医療で関わった医療者は，その後の育児を支えていく地域に支援のバトンをつないでいくことが重要となります。ここでは，周産期医療機関から地域へ，どのようにバトンを受け渡していくかを考えていきたいと思います。

1）妊産婦支援に関する連携

①妊娠期からの切れ目のない連携支援

　2022 年現在,「健やか親子 21（第 2 次）」（図 5-3）では,妊娠・出産・育児期において「切れ目のない妊産婦・乳幼児への保健対策」が基盤課題の一つに挙げられ,妊娠期からの切れ目のない連携支援が重要課題とされています。

　そのための行政施策として,地域では子育て世代包括支援センター（図 5-4）の設置が進められています。またそれに関連して,関係機関が情報を共有するため,2016 年には児童福祉法が一部改正され,特定妊婦を含む支援を要する児童について,医療機関や児童福祉施設,学校などは地域の保健師などに情報を提供する努力が求められるようになりました。特定妊婦とは,妊娠中から家庭環境におけるハイリスク要因を特定し,産後の養育について出産前から支援を行うことが,児童福祉法によって認められている妊婦のことです。例えば,経済的不安や複雑な家族背景を抱える妊婦,知的・精神障害などで育児困難が予測される妊婦,未受診妊婦などがここに入ります。

　また,母子保健法に基づき,産婦健康診査事業が始まり,産婦健康診査の費用を助成する市町村が増えてきました。これまでも,産科医療機関における産後 1 カ月の母子の健診は行われてきましたが,これに加えて産後 2 週間の時点で産科に訪れる人も多くみられるようになりました。この産後 2 週間健診には,エジンバラ産後うつ病質問票（EPDS）を用いた産後うつのスクリーニングを必須としている自治体も多く,産後 2 週間健診では母親のメンタルヘルスのチェックが重要視されています。また精神疾患を有する妊婦と産後 6 カ月以内の産婦に関して,精神科医が産科医や地域の保健師などと連携を行った際に,ハイリスク妊産婦連携指導料が算定できるようになり,医療機関と地域との間でカンファ

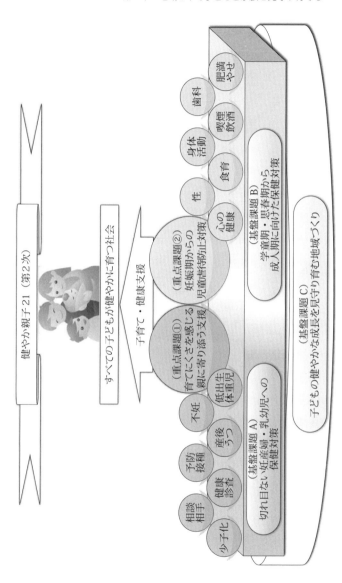

図 5-3　健やか親子 21　イメージ図（厚生労働省（2014）「健やか親子 21（第 2 次）」について検討会報告書より）

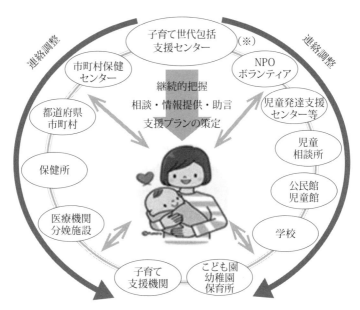

図5-4　子育て世代包括支援センターによる利用者への支援（厚生労働省
(2017) 子育て世代包括支援センター業務ガイドラインより）

レンスを行いやすい体制が整いました。このように，妊娠期から
の切れ目のない連携支援に向け，さまざまな制度が整えられてき
ています。

②連携をする上で気をつけておきたいこと

　通常，医療機関では，血液検査や画像検査などの身体的検査所
見から既往歴，服薬状況，アレルギーや感染症など治療上必要な
身体的所見については詳細に得る必要があり，そしてそれは時に
遺伝情報などかなり取り扱いに注意が必要な個人情報にまで及び
ます。これら知り得た情報について，個人情報保護法の規定によ
る義務だけでなく，医療者には職務上の守秘義務があり，取り扱
いにはとても気を遣っています。これらの個人情報について，転

院などによって他機関での治療を行うような場合には診療情報を提供しますが，それ以外で外部に持ち出されることはまずないでしょう。患者のプライバシーを守る上で個人情報についての取り扱いについては，周産期医療機関であっても同様です。

　しかし，周産期医療では，妊娠が判明してからおよそ 10 カ月にわたり，助産師などが妊産婦とその家族に伴走し，出産後の育児が安心して行われるよう，身体的側面だけでなくさまざまな側面から妊産婦とその家族について理解を深めていきます。育児支援者の有無や家庭や経済的状況など，この期間に知り得た情報については，地域の母子保健の中でも同様に確認をしていく情報となり，妊娠期の悪阻などでつらい時期や，産後の余裕のない時期に同じことを何度も尋ねられることは，妊産婦にとって負担となることもあります。そのため，母子手帳の記入や産婦健康診査等の連絡票などを利用し，妊産婦が何度も同じ話をしなくてもよいように，情報を共有することが，妊産婦やその家族にとって役にたつこともあります。その際は，必ず同意を得た上で行うことが大事です。

　同意については，同意書などきちんと書面にしておくことがトラブルを防ぐためには必要となります同時に，情報を共有することの目的をきちんと伝え，「このことを，こうやって地域の保健師さんに伝えようと思うけれど，よかったですか？」「このことについて，どうやって伝えてもらいたいですか？」ときちんと話しあってから伝達をするとよいでしょう。このようにきちんと話し合いがなされることなく，情報を共有しても，情報を受け取った側でうまく活用することが困難となります。周産期医療機関の支援者は，情報を受けた地域の保健師などが，「病院からこうやって聞いているのだけれど」「こうやって書いてあるのだけれど」と話を始めることができるよう，妊産婦やご家族との話し合いを工夫す

る必要があるかもしれません。

　これは逆も同様で，地域の保健師などが，母子手帳発行時の面接や産後の訪問などで得た情報を，医療機関と共有した方がよいと感じることもあるでしょう。その場合も「このことはとても大事なことだから，病院に伝えてもいいですか？」などと，きちんと同意をとった上で伝えましょう。これらは，トラブルを防ぐと共に，妊産婦やご家族を不安にさせず，信頼関係を築いていく上でとても大切です。

　特定妊婦などの場合は，同意がなくても個人情報保護法違反には該当しないことは上で述べましたが，長期的な視点で考えた際には，やはりきちんと同意をとった上で情報提供を行うほうが，支援につながりやすいものです。もし同意を得られない場合には，共有したくない理由がそこに存在することもあります。家族について話すことで親族に迷惑をかけるのではないかと考える人もいますし，複雑な生い立ちであることから今の自分の頑張りだけを見てほしいと考える人もいます。その家族の歴史は，世代を超え脈々と続いています。妊産婦自身のそれまでのつらい生い立ちや子どもに対するネガティブな気持ちなどを話すことはとても勇気のいることであり，「この場所なら話しても大丈夫」「この人なら信用できるから話をしてみたい」など信頼して話をされることが多いです。この信頼が裏切られ，知られたくない人に知られてしまったと感じることで，その後に誰に話すこともこわくなってしまい，一人で抱えてしまうということもよくあることです。やむをえない場合を除き，情報を共有することが母子とその家族を守る上で役立つかどうかについて，一人で判断するのではなくチームでしっかりと吟味する必要があります。その上で，同意なく情報を共有する場合には，地域の保健師など情報提供する相手に，同意が得られていないことをきちんと説明し，必要最低限の情報を

提供するようにしましょう。

③視点の共有

　ここまでに述べてきたような心情や背景にも配慮しながら，情報を共有し，切れ目のない連携支援へと繋げていきます。言うまでもなく情報を共有する目的は，子どもとその家族を守ることです。しかし，人はわからないことにさらされると不安になり，わかって安心したいという欲求が心の中に湧いてきます。それは，わたしたち支援者においても同様であり，特に精神疾患を抱えていたり，複雑な背景をもつ家族に出会った時など，自分たちが安心するために情報を得たいと感じたり，情報を提供し相手に委ねてしまいたいという気持ちに無意識にさせられることがあります。そのような時，情報提供の目的が，子どもとその家族のためではなくなってしまう危険性があります。わたしたち支援者は，この情報は本当に共有する必要のある内容だろうか，何を共有することがその家族の役に立つだろうか，これは誰のための連携だろうかと常に考えながら連携を行う必要があります。

　連携が困難な事例の場合，詳細な個人情報そのものを共有することより，伝えてほしくない気持ちの裏にある心情や背景の方が，その家族を支えていく上で大事な視点となることも少なくありません。情報の共有に固執することなく，家族が安心して地域で子育てをしていけることを目的に，顔の見える関係を築くとよいかもしれません。

　妊産婦が望んで受診し，必ず関係性に終わりがある医療機関と，本人の希望に関わらず，ずっと家族に関わっていくであろう地域では，枠組みも考え方も相違点がたくさんあるでしょう。また同じ一人の妊産婦の支援をする場合でも，周産期医療や母子保健では，子どもが安心・安全に育つために母親としての役割を果たせるよう支援していくことを考えますが，精神医療や精神保健では，

主に一人の人としてまずはその妊産婦自身の精神的健康を重視するなど，立場がかわれば当然，視点もかわってきます。

　たとえばメンタルヘルスに脆弱性を抱える妊産婦を支援する際，ある支援者は母子関係を築いていく時期の母子交流を大切に思い，妊産婦が自分で育児を頑張りたいという思いに寄り添おうとするかもしれません。しかし，頑張り過ぎることがストレス因子となって妊産婦の精神状態が不安定となり，母子双方に危険が及ぶことを危惧する支援者は，無理せず服薬や休息をとることを勧めるかもしれません。このような場合，どちらの視点も必要であり，どちらも間違いではないものの，支援の方向性の相違により，互いに歯がゆい思いを感じることも少なくないかと思います。

　しかし，そのように立場の違う支援者がいることが，時に思いが食い違う家族それぞれの理解者となり得るなど家族全体を支えることとなり，また複合的に家族を理解することにつながります。協働や連携は，互いに迎合するわけでなく，尊重しあい，相手の視点に耳を傾けることができる関係性です。このような関係性を築くためには，支援者自身のこころのゆとりと，自機関・自部署の風通しのよさも必要です。

2）医療的ケア児支援に関する連携
①医療的ケア児と家族を支援する取り組み

　近年の周産期医療の進歩や在宅医療の推進により，気管切開や人工呼吸器の装着，それに伴う痰の吸引や経管栄養など，生きる上で医療的なケアと医療機器を必要としながらも，NICU から退院し，自宅などで家族に支えられながら生活をする子どものことを医療的ケア児と呼びます。医療的ケア児は，退院後，訪問看護師などにサポートされながら，家族と共に自宅で過ごします。医療的ケア児は，2020 年には約 2 万人と推計されていますが，医療

的ケア児と家族を支援する制度などの取り組みは歴史が浅く，家族が24時間体制で子どものケアにあたらないといけないなど，家族にかかる負担は大きいという現状です。医療的ケア児の介護を行う母親などは，仕事を退職し，睡眠時間を削って子どもの介護にあたらなくてはならないなど，生活が一変します。

　2016年に改正障害者総合支援法が成立し，医療的ケア児とその家族への制度的な支援が始まりました。また，医療的ケア児の在宅医療には，医療，福祉，保健，子育て支援，教育等の多くの職種が連携して取り組むことが不可欠であることから，同年，児童福祉法の一部を改正する法律が公布され，地方公共団体は医療的ケア児が適切な支援を受けられるよう，各地域において，各分野の支援を行う機関との連携調整を行うための整備に関し必要な措置を講ずることが努力義務となりました。また最近では，2021年に，「医療的ケア児及びその家族に対する支援に関する法律」が公布されました。この法律は，医療的ケア児およびその家族に対する支援に関する基本理念が定められており，医療的ケア児の健やかな成長を図るとともに，安心して子どもを生み，育てることができる社会の実現に寄与することを目的とした法律です。

　この法律の制定により，それまで努力義務だった地方公共団体の支援体制拡充が責務となりました。たとえば，家族の付き添いがなくても医療的ケア児が施設に通えるよう，保健師や看護師，痰の吸引を行うことができる保育士などを配置したり，医療的ケア児支援センターを設立し，医療的ケア児およびその家族の相談に応じたり，情報提供を行うなどの支援を行います。これを受けて，文部科学省でも医療的ケア児についての情報を整理して，受け入れ体制を整えるための手引きを作成しました。

②連携の現状とこれからの課題

　このように制度は少しずつ整ってきたものの，保育園などの受

け入れはなかなか難しい現状があります。というのは，医療的ケア児が必要とする医療に関する専門的な知識をもつ看護師や校医などは少なく，多くの医療的ケア児を受け入れるには十分ではなかったからです。看護師や校医は，主治医からの指示書に基づいてケアを行いますが，医療的ケアの内容は個別性が高く，ケアの内容も一人ひとり違ってくることから，その子の特徴とケアの内容をしっかりと理解するまでには，時間と労力も必要となります。周産期医療機関は，このような現状を理解し，NICU 退院までに，訪問医や訪問看護師だけでなく，地域の保健師や市役所の職員などにも，その子どもについて理解してもらえるよう工夫していく必要があるかもしれません。

　また，退院後も，ケアを行ったり子どもに関わっていく関係機関と，必要に応じて連携をとっていけるシステムを構築していくことも必要となります。児と家族を支える施設や保育園，学校の関係者が安心して関わることができるよう，関わる人の立場にたった指示書や診療情報提供書を書くなど，多機関・多職種での連携が，切れ目のない支援を行っていくためには重要となってくるでしょう。2022 年度の診療報酬改定では，診療情報提供書の保険適応範囲が広がり，保育園などにも診療情報提供書が出せるようになりました。これにより，主治医と校医の連携はとりやすくなり，校医が子どもの疾患や背景など全体を把握できるようになることは，学校の場の中で教員と子どもを支える学校看護師が，医療的なことは校医に支えられながら対応できることにつながり，医療的ケア児を預かる保育園や学校に安心感を提供することとなるでしょう。

　文　　献
厚生労働省（2014）「健やか親子21（第 2 次）」について 検討会報告書（概要）別

添 1．https://www.mhlw.go.jp/file/04-Houdouhappyou-11908000-Koyoukintoujidoukateikyoku-Boshihokenka/0000064817.pdf（2022年3月24日取得）

厚生労働省子ども家庭局母子保健課（2017）子育て世代包括支援センター業務ガイドライン．https://www.mhlw.go.jp/file/04-Houdouhappyou-11908000-Koyoukintoujidoukateikyoku-Boshihokenka/senta-gaidorain.pdf（2022年3月24日取得）

厚生労働省社会・援護局障害保険福祉課障害児・発達障害者支援室（2021）医療的ケア児およびその家族に対する支援に関する法律」について．https://www.mhlw.go.jp/content/12601000/000794739.pdf（2022年4月7日取得）

文部科学省初中等教育局特別支援教育課（2021）小学校等における医療的ケア実施支援資料～医療的ケア児を安心・安全に受け入れるために．https://www.mext.go.jp/content/20220317-mxt_tokubetu01-000016489_1.pdf（2022年8月20日取得）

3．社会的困難さを抱える家族への支援

永田雅子

　妊娠・出産は，成人になってきて，異性と性的な関係を持った場合に，だれでも起こりうる自然な営みです。身体的に成熟をしてきたら，だれもが妊娠・出産をする可能性があり，心理的・経済的に親となる準備が十分整わないとできないというものではありません。そのため，十分，親としての役割が果たせるようになる前に妊娠となることや，さまざまな状況の中で望まない妊娠に至ってしまうことは少なからず起こってきます。予期せぬ妊娠であったとしても，母子健康手帳を保健センターに取りに行く，産科の病院で妊婦健診を受診する，そのこと自体が子どもが生まれてくること引き受けようとした証であり，支援につながる大事なチャンスとなっていきます。

　一方で，現実的に親として責任を引き受け，家族として歩んでいけるかどうかということは別の次元の話となります。自分ができれば親としてやっていきたいと思っていたとしても，社会経済的な困難さを抱えていたとしたら，金銭面などで現実的に子どもを育てていくハードルが高いこともあります。また予期しない妊娠のため，妊娠したことを周囲から祝福してもらえたり，サポートしてもらえたりすることが難しい状況に置かれていたとしたら，子どもの誕生をただ楽しみに迎えることは難しく，子どもが生まれてきたあとにおこってくる生活や周囲との関係の変化に不安を感じることもあるでしょう。特に，社会経済的な困難さを抱えていたり，精神疾患を抱えており自分だけの生活もままならない状況であったりした場合，まずは生活の安定が優先され，赤ちゃんを育てることはすぐには難しい状況ではないかと判断されることもあります。

　また子どもが何らかの障害や疾患のリスクを抱えている場合，自分がこれまで送ってきた生活や，思い描いていたこれから先の未来をすべて失ってしまうような感覚に陥り，家族の一員として生まれてきた赤ちゃんを迎え入れることが難しいと思うこともあるかもしれません。しかし，どういった場合であっても，赤ちゃんにとっての父親，母親は唯一の存在であり，おなかの中にいて，育って，そして生まれてきたという事実は変えることはできません。生まれてくる（生まれてきた）子どもと，そして家族が，よりよい形で歩んでいけるようさまざまな制度を利用したな支援と心のケアを並行して行っていくことがのぞまれます。それらを次に説明します。

1 ）産後ケア事業

　令和元年から，産前・産後サポート事業の一つとして産後ケア事

業が始まりました。核家族化がすすみ，自分が育った地域や，家族から離れたところでの妊娠・出産が増え，またさまざまな事情を抱えて，親を頼れない妊産婦も存在しています。妊娠・出産・子育てを家庭のみに任せるのではなく，生活している地域でさまざまな関係機関や人が支援し，孤立を防ぐことの重要性から産後ケア事業が母子保健法の改正により法定化されました。

　この事業は，「分娩施設退院後から一定の期間，病院，診療所，助産所，自治体が設置する場所（保健センター等）又は対象者の居宅において，助産師等の看護職が中心となり，母子に対して，母親の身体的回復と心理的な安定を促進するとともに，母親自身がセルフケア能力を育み，母子の愛着形成を促し，母子とその家族が健やかな育児ができるよう支援することを目的とする」とされています。市町村から助成金がでるものの，一定の金額がかかり，経済的に厳しい家庭では利用が難しい場合もあります。しかし，母子を一つのユニットとして考え，最初のスタートを支えていくこの事業は，支援の選択肢の一つとして意味が大きいものとなっています。

２）乳　児　院

　乳児院は児童福祉法制定を機に設置された児童福祉施設で，家庭のさまざまな事情で家族と一緒に暮らすことができない赤ちゃんや幼児を預かり養育をしていく場です。乳児院に入所することは，育てられない親から子どもを引き離すかのようにとらえられることが少なくありませんが，半数以上の子どもたちは親元に帰っていきます。1999年には家庭支援専門相談員，2011年には心理療法担当職員も配置され，親や生活状況，子どもの心身の発達状況のアセスメントを行い，支援の方針をたて，担当養育職員へのコンサルテーションや家族支援を担うことで「親子関係を育成

する機能」が専門的に強化されてきました。

　一方で，現在でも，38％の入所児童は，親元に帰宅が難しい（平成23年度　社会的養護の施設整備状況調査集結果）のが現状です。そのため乳児院では，里親・ファミリーホームという新たな家族（親）への支援も新たな役割として求められるようになってきています。

　養育できないから乳児院に預けるのではなく，安心して子どもを育てられるようになるまでの間，乳児院という場を利用し，準備が整うまでしっかりと支えてもらうことのできる支援機関として，親が安心して利用できるような橋渡しが必要となってきます。

3）里　　　親

　里親はさまざまな事情により家庭で暮らせない子どもたちを自分の家庭に迎え入れて養育する人のことで，児童福祉法に基づく制度です。親族里親，専門里親のほか，平成20（2008）年からは児童福祉法の改正から養育里親が位置づけられることになりました。また親権を停止し，戸籍上も親子となる特別養子縁組の制度が整えられています。平成21（2009）年度には小規模住居型児童養育事業が制度化され，児童5〜6人をファミリーホームで養育することもできるようになりました。

　赤ちゃんの育ちを家庭的な環境の中で最大限支援をすることを目指し，その推進が行われていますが，諸外国に比べて委託率（令和元年21.5％）は低いのが現状です。さまざまな事情をふまえながら，子どもにとって何が一番よい選択肢なのかを考えると同時に，里親委託という選択をした親を支えることも必要な視点となっていきます。

4）事　　例

　Ｂさんは，中学3年生でした。付き合っていた人と1回だけの性行為で妊娠しましたが，生理が不順でもあったため，妊娠に気が付かないまま経過していました。家族も，「少し太った？」と会話をすることがあっても，まさか妊娠しているとは思わなかったそうです。産科を受診したときは，すでに妊娠8カ月近くとなっていました。若年で，全く想像もしていなかった妊娠であり，また出産まで数カ月しかないということで，せめて出産まで心のケアをしてほしいと産科医から依頼があり，心理職がさんにお会いすることになりました。

　Ｂさんはどこにでもいる普通の中学生で，親になっていくという自覚も，覚悟もないようでした。Ｂさんの両親は，夏休みに入ること，家に帰ったあと周囲に妊娠がわかると，この子の将来にかかわるからと，入院を希望されました。Ｂさんが出産やその後の育児をどう考えているのかわからないまま，両親の強い意向もあり特別養子縁組をすすめることになりました。若年でリスクが高いということからＢさんは入院となり，週に1度，心理師が病室を訪室することになりました。「体調どう？」と尋ねると，一言二言返事が返ってきて，そのあとは，彼女の普段の生活のことや趣味などたわいもない話をする時間を一緒に過ごしました。入院してから，それまで妊娠8カ月とは思えない体型だったＡさんのおなかはみるみる大きくなっていきました。「おなか大きくなってきたね。動くの？」と尋ねると，不思議そうな顔をしてうなずき，かといってそれ以上，おなかの中の赤ちゃんのことは語ることはありませんでした。

　出産予定日が近くなり，生まれた赤ちゃんに会うのかどうかということが大きな課題となってきました。主治医に確認されて『会わない』と答えたというＢさんに，「会わないって決めたんだっ

てね」と声をかけると，黙り込み，『お母さんが会うなって言う』と答えました。「Bさんはどうしたいの？」に『わからない』と言いながら，おなかに手をやりました。「Bさんのおなかの中にずっといるんだものね……」と声をかけるとうなずき，ぽろっと涙を流しました。スタッフには，彼女がどうしたいかを待ってあげてほしいことを伝え，思いが変わる可能性が十分あること，里親に出すにしても，彼女のおなかのなかに別の命がいて，彼女が出産したという事実には変わりなく，産んだ赤ちゃんにこんにちわと出会って，お別れすることも彼女のこれからの人生に必要なことだということを共有しました。その1週間後，出産し，Bさんは，赤ちゃんを少しの間抱っこしたそうです。退院の前に病室を訪れ，「頑張ったね」と一言だけ声をかけると，ただうなずきました。Bさんとは多くの言葉を交わしたわけではありません。ただ赤ちゃんをおなかの中で育み，出産し，次へとバトンを渡していくプロセスを丁寧に支えていくことは，どういう状況であっても大切なことになるのではないでしょうか。

5）おわりに

　上述した支援制度以外にも，地域によっては養育支援訪問が導入され，毎週訪問することで，親の子育てを支え，次の支援へとつないでいくような制度も整えられてきました。子どもは生まれてくる環境を選択することができません。どういう状況の中で生まれてきたとしても，その生が尊重され，健康に育まれていく権利を有しています。また親にとっても赤ちゃんが自分の体内に宿り，育ち，生まれてきたという事実をないことにすることはできません。何よりも赤ちゃん自身が，親自身を育てていく力をもって生まれてきています。家族として生活をすることが難しかったかとしても，親として尊重され，揺れる思いをしっかりと受け止

めることで,心理的な面からちゃんとの出会いを支えることは,親となったことを引き受けて,その後生きていくためにもとても大切なことになるのではないでしょうか。

文　　献

厚生労働省（2011）平成23年度　社会的養護の施設整備状況調査集結果.

4．子どもと家族の育ちと長期的なフォローアップ

丹羽早智子

1）NICU退院後のフォローアップとは

　NICU入院中に子ども自身が成長していくのはもちろんのこと,母として,父として親となっていく過程でのさまざまな経験から家族として成長していきます。子どもとの日々の関わりのなかで感じる喜びや楽しみがあるのと同時に,NICU退院後も子どもの体調の変化や感染症など子どもの身体や病気に関すること,身長や体重などの成長,言葉やこころの発達に関する心配など親として不安になることや困難にぶつかることもあります。

　NICU退院後も,発達外来やフォローアップ外来などの名称で小児科外来に定期的に通院し,成長発達のフォローアップをうけます（第3章9を参照）。こうしたフォローアップ健診では,障害のリスクが高いといわれる出生体重が1,500g以下の極低出生体重児を対象に9歳まで継続的な観察や支援を行うことがハイリスク児フォローアップ研究会では推奨されており（ハイリスク児フォローアップ研究会,2018）,身体の発育状況や神経学的所見,合併症の有無,多動や自閉傾向といった行動面も確認していきます。

　フォローアップ健診では小児科医だけではなく，心理職も一緒に発達検査や知能検査などを通じてかかわることが多く，検査を通じて子どもの育ちを共有し，親の不安を受け止める場ともなります。子どもの発達がゆっくりだったり，偏りがあることがわかる場合も少なくなく（万代，2016），SNS やインターネットの情報などから他児の様子をみることで自分の子どもになにか障がいがあるのかもしれないと不安が大きく膨らみ，想定していた通り発達検査などの場面で子どもの成長や発達に関する質問をされることも少なくありません。

2）フォローアップ外来での心理職の役割

　心理職は NICU 入院中からかかわりがある場合も多く，子どもが生まれてきた時からの経過を理解し，親の思いに寄り添いつつ，現在の子どもの成長を一緒に喜びながらもこれから必要な支援や関わりを一緒に見つけることに加えて，主治医とも相談しながら今後の支援の方針を考えていくことも大事な役割の一つです。家族の心は子どもの様子に大きな影響を受け，一つひとつ一緒に受け止めながら家族そのものが成長していく過程を支えていきます。

　フォローアップの経過の中で1歳半，3歳，6歳，9歳と発達の節目に発達検査を行い，発達に関する相談や，母自身のこころのサポートのために心理士と面接を行うことがあります。心理職は NICU 入院中から関わっている場合もありますが，発達検査では検査を行うだけではなく子どもと家族の相談にのる機会でもあり，関わり方の難しさ，母自身の気持ちの落ち込みや発達の遅れや偏りへの不安などを家族が語る時間にもなります。家族の訴えや発達検査の様子から子どもと家族に今なにが必要なのかをアセスメントし，地域で受けられる発達への支援，家族への育児支援や情緒的な支援などを多方面で検討し，フォローアップを行って

いる施設でどこまでなにができるのかを見極め，地域や専門機関
へつなげていくことも大切な役割です（石川ら，2016）。

3）長期的なフォローアップの実際

　長期フォローアップとして筆者が多くの機関と連携をとりなが
ら，幼児期から青年期まで関わった C ちゃんの事例を紹介します
（丹羽，2010）。C ちゃんおよび家族には説明し，了解を得て，記
載しています。すべての症状や出来事が同じように小さく生まれ
た赤ちゃんに起こりうるわけではありません。C ちゃんおよび家
族がこれまでの体験が支援する専門家や同じ立場の人に役立てら
れればという思いを託してくださいましたので，お伝えできれば
と思います。

　C ちゃんは 28 週 600 g 台で出生し，NICU にて長期間入院治
療を受けました。未熟児網膜症の治療やさまざまな処置が必要で
したが，大きな神経学的予後に問題はなく，退院後は小児科外来
にて発達のフォローアップを受けていました。

　C ちゃんの母は C ちゃんが生まれる前後に死産や流産など赤ち
ゃんを亡くす体験を繰り返し，気持ちが落ち込みやすくうつ状態
になり家事もままならない時期もありました。不安定な期間が続
き，心療内科での診察や服薬を受けていました。C ちゃんの乳幼
児期はあまり手がかからない赤ちゃんでしたが，睡眠が不安定で
寝付きが悪く，視線の合わなさ，表情の乏しさ，発達のゆっくり
さがみられました。しかし C ちゃんは身体の発育，言葉の発達な
どは少しずつ進み，3 歳から保育園に入園しました。しかし一人
遊びが中心で集団の活動になじめず飛び出してしまったり，子ど
も同士の関わりが一方的でうまくいかないこと，母自身も余裕が
なく，C ちゃんもストレスを感じチック症状がでるなど親子とも
に不安定な状態になっていました。5 歳の時点でフォローアップ

をうけていた病院から筆者の所属していた大学の相談室に来談され，発達支援と遊びを通じて情緒面を表現することを目的にプレイセラピーを継続することになりました。

　Cちゃんは遊びの中で，ワニに追いかけられ，食べられそうになるところを筆者に助けられたり，立場を交代する遊びを繰り返し行いました。またあるときには保育園での劇をきっかけに7人の子ヤギごっこを繰り返し行うようになりました。次々と子ヤギが食べられていく中でCちゃん一人だけが時計の中に身を潜めて生き延びる遊びを行い，筆者がオオカミ役になったり，最後の子ヤギを探して見つけて助けるお母さん役になりました。またその中でプレイルームの電気を消して薄暗い中で太く柔らかい長いクッションを身体に巻き付けて筆者と一緒にじっとたたずむ時間を過ごしました。そうするとCちゃんは安心し，落ち着いた様子になり，筆者とともにほっとすることができました。

　Cちゃんが遊びのなかで表現したものはCちゃんが生まれてきたいきさつを考えるととても深く，これまでのこころの体験を表しているように感じられました。胎児の時から生きて生まれてくることそのものがとても大変で，常に命が脅かされ危機を感じることがおそらく何度もあるなかで，必死でつながって助けられる体験の中をしてきたのかなと考えさせられました。Cちゃんと一緒に遊びを通じて体験した感情や怖さ，安堵した思いを共有することで，小さく生まれてきた赤ちゃんたちの世界を再体験させてもらえたように思います。

　またCちゃんは小学校，中学校では知的には境界域であり学業に関してはかなり苦労し，ご家族も工夫をしたり学校と相談し，筆者も学習支援へのアドバイスを行いながら通常学級で過ごしました。Cちゃんの父はなかなかできないことが理解できず，Cちゃんに厳しく接することが多く，対応に苦慮しました。Cちゃんは

人間関係の中で比喩がわからない，顔が覚えられない，相手の気持ちが想像できないなどコミュニケーションの難しさがあり，友達関係がうまくいかず，いじめられることもしばしばあり自信が持てず傷つくことの多い学校生活でした。

　しかしまじめにこつこつとできることを続ける力があり，高校に進学し，Ｃちゃんの努力する姿勢や特性にあったコースに進み，これまでにない高い評価をうけることができ，無事に大学にも進学できました。高校生のころは趣味や気の合う友人もでき，大学でも教員にサポートをうけ卒業し，年齢相応の楽しい経験をしながら過ごし，少しずつ自信がついてきました。

　筆者の異動に伴い，高校生ぐらいからは筆者の勤める病院の精神科や小児科にて母親とともにカウンセリングを継続し，母親が不安定な時は精神科での診察や投薬を受けるなど親子ともに状態に合わせて相談先のコーディネートを行いました。

　大学卒業後にＣちゃんは就職し，介護関連の仕事に就きましたが口頭での指示で同時にさまざまな判断やケアを行うことを求められ，臨機応変に対応できずうまくいかないことが多くありました。夜勤が多く体力的にも厳しく，何度か転職しながらも継続して就労していましたが，自分に合う仕事はなんだろうという問題意識がＣちゃん自身にでてきたため，筆者は発達障害者支援センターを紹介し，連携しました。そこではそれまで取得していなかった障害者手帳の交付を受けること，障がい枠での就労を提案され，改めてＣちゃんは自分の苦手さや何が得意で仕事として続けられるのかに向き合いました。筆者から改めて精神科クリニックを紹介し，自閉スペクトラム症の診断を受け家族も本人も理解し，納得できたことは大きな意味があったと思います。Ｃちゃんは就労訓練施設に通い，作業が得意で早く正確に継続できる特性を生かせる仕事を見つけることができ，生き生きと働いています。

　Cちゃん親子は，小さく生まれた子どもと親が出会うことの多いさまざまな困難にぶつかりながら過ごしてきました。親子ともに心が揺れたり傷つき，親子ともにこれからどうなっていくんだろうと先の見えない不安に悩まされる日々も過ごしましたが，一つひとつ向き合うことで家族として乗り越えていきました。発達の問題，情緒面での傷つき，学習面，対人関係，就労とさまざまな分野での支援が必要でした。筆者自身もどうなってしまうんだろうと不安になることもありましたが，Cちゃん家族の歩みと思いを継続的に知る支援者の一人として，今何が必要かをアセスメントし，専門機関につなぎ，連携しました。さまざまな機関や人とのつながりをつくることでCちゃんと家族自身が選び，よりよく生きていけるように一緒に考えていくことも長期フォローアップの重要な役割ではないでしょうか。Cちゃん親子に教えてもらったことは小さく生まれて育つ赤ちゃんへの支援の基盤となっています。

文　　献

万代ツルエ（2016）小さくうまれてきた赤ちゃんの育ち．In：永田雅子編：別冊発達32「妊娠・出産・子育てをめぐるこころのケア　親と子の出会いからはじまる周産期精神保健」．ミネルヴァ書房，pp.136-143.

石川千絵・永田雅子・北瀬悠磨ら（2016）NICU退院後の親子関係への心理的支援―全国調査の結果から．日本新生児成育医学会雑誌，28(1); 84-90.

丹羽早智子（2010）赤ちゃんのこころ：プレイセラピーで表れたキオク―周産期のこころ　臨床心理士のつぶやき．赤ちゃんを守る医療者の専門誌 with NEO, 23(11); 82-83.

ハイリスク児フォローアップ研究会編（2018）ハイリスク児のフォローアップマニュアル―小さく生まれた子どもたちへの支援　改訂第2版．メジカルビュー社.

5．多胎の子どもたちの育ちと支援

酒井玲子

　厚生労働省の統計によると，全出生数のおよそ1％が双胎児であり，現代では多胎児はそれほどめずらしいことではありません。しかし，社会における多胎育児への支援体制は，まだそれほど整っておらず，多胎児の家族はたくさんの戸惑いや悩みを抱えていることも多いのが現状です。

　多胎児の母親は，妊娠期においては，切迫流・早産や妊娠高血圧症候群，妊娠糖尿病，弛緩出血などトラブルの頻度も高く，子宮内胎児発育不全など胎児リスクも高いことから，管理入院となる場合も多く，出産まではハイリスク妊婦として医療機関でしっかりとフォローされます。しかし，このように妊娠期は身体的な管理に重きがおかれやすいのに加えて，児は NICU に入院となる場合が多いため，出産後の親子の始まりは分離された状態から始まることも多くみられます。また，多胎児の一方のみが先に NICU 退院となり，多胎としてのお世話を全く経験しないまま別々の退院となることもあり，出産後の多胎育児についてのイメージをもちにくいまま，家庭での育児をスタートさせなければいけなくなってしまう現実もあります。このような現状を踏まえ，親子の関係性の始まりでつまずくことなく，安心して育児を行えるよう妊娠期から支援していくことが重要となります。

1）多胎児の家族支援の実際

　ここでは，筆者が出会った家族について紹介し，その事例を通して多胎児とその家族の支援について考えてみたいと思います。

　　DD ツイン（二賊毛膜二羊膜双胎：dichorionic diamniotic twins）を妊娠し，妊娠 27 週で妊娠高血圧症候群管理入院となった経産婦の D さんは，入院すると暗い表情で時折涙を流している様子がみられ，心配した病棟助産師より心理士にサポートの依頼がありました。心理士が訪室し話を伺う中で，D さんはそれまで考えないようにしていた「こんなはずではなかった」という思いを語り始めました。D さんは，24 歳のときに結婚し，ほどなくして長男を授かりました。長男の妊娠経過は順調で，無事に出産を終えると，仲の良い実家に 3 カ月ほど里帰りし，週末には夫が実家を訪れ，産後の時間を家族に守られながら安心して過ごしました。自宅に戻った後も，大変なこともももちろんありましたが，長男の成長一つひとつを夫と共に喜びながら大切に過ごしました。

　　妊娠が判明し，赤ちゃんを授かったことには大きな喜びを感じましたが，双胎児であることがずっと，どこかこころの片隅にひっかかっていました。出産ぎりぎりまで長男との時間を大切にしたかったのに入院となってしまったこと，帝王切開術を余儀なくされたこと，退院後ふたりの赤ちゃんを同時に育てるイメージが全くもてないことなど，D さんにとってはすべてが予定外で「こんなはずではなかった」できごとでした。そしてそのすべてが多胎であるせいだという思いにとらわれ，おなかの中の赤ちゃんたちをかわいいと感じられなくなっているようでした。

　D さんのように，多胎児の母親は経産婦であっても，なかなか多胎児の具体的イメージをもつことが難しいことがよくあります。妊娠中から産後を見据えた支援計画をたて，より積極的に医療機関から地域につなぎ，安心して育児を行える環境を整えていくこ

とが望ましいでしょう。Dさんは，長男の際の出産や育児イメージとくらべてしまい，なかなか双胎児を受け入れ難く，またそう感じている自分に罪悪感を感じ，戸惑い，抑うつ的になっているようでした。筆者は，そんなDさんについて院内の周産期母子サポートチーム（2章11参照）で共有し，退院後の支援環境を整えると共に，Dさんが双胎育児について具体的にイメージし，理想と現実のギャップが少しずつ埋まっていくようチームで支援していきます。

　NICUを見学し，新生児科医やNICU看護師から話を聴くうちに，Dさんの中に出産後のイメージは少しずつできてきたようでした。またソーシャルワーカーは，地域の保健師と連携をとり，産後に安心して相談できるよう入院中から顔合わせ等をセッティングしました。保健師から退院後に利用できる支援や多胎児のサークルを紹介してもらい，少し先の見通しが立ってきたのか，Dさんの表情は明るくなっていきました。筆者も定期的に訪室し，「こんなはずではなかった」Dさんの思いに耳を傾け，Dさんが自由にいろいろな思いを語る場を保障し続けました。Dさんの思いは揺れ動き，「出産したら一人は施設に入れたい」「長男のそばにいてあげたいからもう退院したい」などと受け入れ難い思いを語る一方で，「3人同時に泣いたら，どうしたらいいんだろう？」「双子のママたちみんなたくましい。わたしもあんな風になれるのかなあ」と退院後の生活をイメージするようにもなっていきました。

　母親が多胎児であることを受け入れがたく感じている場合でも，決して説得したり否定したりすることなく，こころの揺れ動きに寄り添い，親子になっていく過程を見守っていくとよいかもしれません。受け入れ難いと感じてしまう自分を誰よりも否定的に捉えているのは母親自身であり，強い罪悪感を抱えています。児に対する否定的な思いを耳にすると，支援者のこころは強く揺さぶ

られますが，支援者が母親に対して否定的な思いを抱いてしまう
と，母親はさらに自分を責め続け，そのことは母子の関係性構築
を遅らせ，児のこころの安定を阻んでしまいます。

　　34週，Dさんは帝王切開で双胎児を無事出産し，双胎児はNICU
へ入院となりました。産後2日目，筆者が病室に顔を出すと顔を見
るや否や泣き出しました。どうしたのか尋ねると，「小さくて管がい
っぱいでかわいそう」と赤ちゃんたちの様子を心配そうに語りまし
た。そして「わたしがおなかの中で大事にしてこなかったからこんな
に早くに生まれてしまった，わたしのせいだ」と自分を責めていま
した。DさんはNICUに頻繁に足を運び，退院する頃には「かわい
い」と笑顔で語るようになりました。Dさんは退院後も毎日のよう
にNICUに面会にいき，赤ちゃんたちとの時間を過ごしました。兄
のEくんだけが退院となると，それまでのように頻回に足を運べな
くなりますが，それでもAさんは頑張って面会に通いました。「弟の
Fくんもかわいいけれど，Fくんのいない生活が当たり前にも思え
てしまって」「双子じゃなければもっと一緒に過ごしてあげられるの
に」と複雑な思いを語りながらも，Fくんとの面会時間をとても大切
に過ごしていました。

　　多胎児は，NICUをバラバラに退院することも多くあります。母
親の性格や家族の状況によって，順番にひとりずつ退院となるほ
うが順応しやすい場合と，家庭で一方を育てながらNICUに面会
にいくことが大きな負担となる場合があります。入院中に看護師
に見守られながら児のお世話はしているものの，家庭での多胎児
育児に慣れるにはしばらく時間を要します。

　　しばらくしてFくんも退院しますが，双胎児の育児は想像以上に
大変でした。実家の母親や夫は育児に協力的ではあったものの，D
さんは授乳・おむつ交換などの対応に追われ，疲労感と睡眠不足で体力

は限界となっていました。それに加え，2人が同時に泣いてしまうと
どうしたらよいかわからなくなり投げ出したくなることもありまし
た。幸い担当保健師との信頼関係ができていたため，自ら電話をか
け何度か訪問してもらいました。保健師の話では，育児手技に問題
はないものの，同時に泣いてしまうと一方を放っておかなくてはな
らなくなり，そのことから母親失格のような申し訳ない思いを抱い
ているとのことでした。退院後のフォローアップ面接において，筆
者は双胎児の様子をDさんと共に観察し，共有しました。その中で，
Eくんの方が自分で自分を慰める力が強く，Fくんのほうが待てない
子であると感じたDさんは，Fくんを先に授乳するという工夫がで
きるようになっていきました。Dさんからは，「やっぱり双子じゃな
ければよかった」「双子を連れて歩くと注目されて恥ずかしい」など
否定的な思いも変わらず聞かれることはありましたが，児が成長す
るにつれ，「双子でよかったかもしれない。2人でごきげんにお話し
してくれて，お兄ちゃんとの時間をとることもできる」と双胎児で
あることを肯定的にとらえるようにもなっていきました。保健師か
らも，頻繁に訪問することもなくなり，地域の多胎児のサークルに
顔を出すようになったことが報告されました。夫も，積極的に育児
に関わり，Dさんと長男が二人で外出しても，双胎児を一人でお世
話していられるくらいになりました。退院から半年，双胎児はDさ
んたちの家族となっており，筆者のフォローアップ面接も終了しま
した。その後，双胎児の1歳半健診で再会したDさんは，「息子3人
とにかくやんちゃで，母親を辞めたくなることもあるけれど，幸せ
を感じてます」と笑顔で語りました。双胎児は，すくすくと発達し
ていました。

　Dさんのように理想の母親像や育児イメージが強い母親ほど，
一児に没頭できない多胎児育児はつらく，罪悪感を抱きがちです。
また，多胎児を連れていることで，不妊治療であると周囲の人に
決めつけられ，こころない言葉をかけられたり，大きなベビーカ
ーをひいていることから肩身の狭い思いをするなど，なかなか社

会での理解を得られず傷つく現実もまだあるようです。

　Dさんの場合は，家族が協力的であったため，なんとか乗り切ることができましたが，そうではない場合，病児を支える家族に休息を提供するためのサービスであるレスパイトなどが必要となることもあります。支援者は，多胎育児の大変さを理解し，その家族の状況に応じた支援を提供していきましょう。

6．育てにくさを抱える子どもと支援

永田雅子

　多くの赤ちゃんは生まれたばかりであっても，人の顔を注視し，声掛けに静まり，赤ちゃんのペースに合わせることでやり取りをすることも可能です。親は，生まれたばかりの赤ちゃんをどう扱っていいのかもわからず，戸惑いながらケアをしていきますが，自分がかかわることで落ち着くという体験や，時折ふと見せる微笑みに癒され，親として支えられ，子どもとのやり取りを積み重ねていく中で親として育っていきます。

　ところが，もって生まれた赤ちゃんの個性はそれぞれであり，人とのかかわりで落ち着き，関心を寄せる赤ちゃんもいれば，人のかかわりの刺激が赤ちゃんにとっては侵襲的で，眠ることで自分を外の刺激から自分を守っている赤ちゃんも存在しています。Brazelton（1995）は，自律系，運動系，状態系の3つの系が土台となって初めて，注意をむけ相互作用が可能となる反応系が引き出されることを指摘しています（図5-6）。自律神経系のストレス反応を示しやすく，体調が安定しない赤ちゃんは，自分の生理的なバランスを整えるためにエネルギーが向けられ，安定した状態で周囲に関心を向けることは難しいでしょう。また運動系が未熟

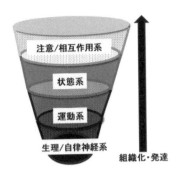

図 5-5　赤ちゃんの行動発達（大城，2011）より引用し一部改変

で，手足の動きがスムーズではなく，反射が誘発されやすい赤ち
ゃんは，自分で自分を落ち着かせることができにくく，身体を丸
くし，手足の動きを制限するような抱っこの仕方をしないと，安
定することができません。睡眠‐覚醒といった状態系が不安定な
赤ちゃんは，環境を配慮しないと安定した睡眠が維持できなかっ
たり，過覚醒となりやすく，敏活な状態を維持して，周囲に関心
を向け続けられなかったりすることもあります。多くの親は試行
錯誤しながら，赤ちゃんにあった関わりを少しずつ身につけ，赤
ちゃんは自分にあった関わりをしてもらうことで，自己調整を支
えてもらい，発達を遂げていきます。

　しかし，サインを発する力が弱かったり，感覚が過敏で安定し
た状態を保ちにくかったりする赤ちゃんは，母親がいかに適切な
かかわりを持とうとしても，それに応えるだけの赤ちゃん側の力
が乏しく，母親自身に「わかりにくい」「育てにくい」と感じさせ
てしまうことも少なくありません。また親なりに一生懸命かかわ
ろうとしても，それが子どもにとって過剰な刺激になっていたり，
子どもにとってわかりにくい伝え方となってしまっていることも

あります。そうした場合，母親は，自分がかかわることによって
この子が落ち着いたという体験や，一緒にいることで楽しい時間
を共有できたという実感を得ることが難しく，育児に対して自信
をなくしてしまったり，子どもとのやりとりがスムーズにいかな
くなってしまったりすることにもつながっていってしまいます。
　親は子育ての中で，だれもが心の奥の表現されない不安を抱え
ています。子どもが成長しうまく育っている限りでは，親の心の
平穏は一定程度保たれ，その不安は陰に隠れ続けていきます。一
方で，子どもが何らかの発達のアンバランスさを抱え，育てにく
さやかかわりにくさを持っている場合，親の隠されていた不安は
現実のものとなり，今まで意識することもなかった自分の内面に
向き合わざるをえないことも起こってきます。また，子どもに適
した対応ができないことで，子どものさまざまな症状がより強く
みられるようになり，育児をより困難なものとなってしまうこと
もあるでしょう。また周りから親の育て方の問題として非難され
たりすることで，子どもに対するネガティブな感情が触発され，よ
り関係が悪循環となってしまうことも起こってきます。特に自閉
スペクトラム症の子どもたちの場合，身を寄せるような抱っこの
姿勢を取りにくかったり，かかわりの中で反応を引き出すことが
難しく，「母親とわかっている感じがしなかった」「私が必要ない
のかと思っていた」と母親としての傷つきを訴えられることもあ
ります。また逆に，子どもの不安が強く，母親との密着が強くな
ってしまうこともあります。こうした親と子のやり取りにできる
だけ早期から介入し，子どもの個性にあったかかわり方を通訳し
て伝えながら，親の思いを受けとめつつ支えていくことが重要な
鍵となってきます（永田，2005）。
　柳楽ら（2004）は発達障害児の親は我が子に対して0歳から2
歳頃に気になる兆候をとらえているものの，これまでは「様子を

見ましょう」といったあいまいな対応がなされることが多く，親は強い不安感や孤独感を抱きながら育児をしいられていることを報告しています。また浅井ら（2002）は，虐待事例の中に，未診断の発達障害例が高率に認められることを報告していますが，子育ての難しさが，子どもとの関係を悪循環にさせ，不幸にして虐待に結びついてしまうことがあります。親の子育ての不安を丁寧に拾い上げながら，具体的に子どもとのかかわりを支えていくことが必要となっていきます。

事　　例

　G さんは出産直後から虐待の疑いで，保健センターでフォローをされていました。支援の場につなげる目的で，子育てに不安を抱える親と子のための教室を紹介され，生後 6 カ月の赤ちゃんをつれて参加し始めましたが，なかなか参加することはできませんでした。参加した時の親と子のやりとりは，赤ちゃんがお母さんを求めて手を伸ばすと，母親は後ろに下がり，自分の膝の上に置かれた手をすっと払いのけ，逆に G さんが赤ちゃんを抱っこしようとする時は，赤ちゃんが求めるタイミングにあっておらず，そのために赤ちゃんは体を反らせてしまい，結果的に G さんがむっとした表情で，「あっち行って」と追い払うような状態でした。赤ちゃん自身は発達が全体的にゆっくりの印象で，反応がわかりにくく，そのことも G さんが赤ちゃんとかかわりにくくさせている要因の一つのようでした。スタッフの一人として参加していた心理職が，赤ちゃんが感じているであろう G さんへのメッセージと，G さんが感じているであろう気持ちを言語化して伝えながら親子のやりとりの場に何度か寄り添っていると，ある日，G さんはぶっきらぼうな感じで「この子なんかいらない」「昨日なんか腹が立ってベッドから突き落した」と投げやりな様子で語りました。そ

の口調の激しさに圧倒されながら，〈もういやって思う〉と返す
と「生まれてからずっとだった」と声のトーンを落とされました。
しばらくの沈黙の後〈もしよければ別の日にゆっくり話を聞くけ
ど〉という誘いに，すんなりと応じ，1週間後，心理面接に訪れ
ました。

　母親は面接室に入室後，すぐに赤ちゃんを床に置き，離れた所
に座りました。心理職は赤ちゃんと母親と三角の位置になるよう
に座り，赤ちゃんに声をかけながら，Gさんの思いに耳を傾けま
した。〈この子が生まれたときから大変だったの？〉と声をかけ
ると，出産時に出血がひどく，自分が死ぬのではないかという恐
怖が強かったこと，生まれてきた赤ちゃんは1週間保育器に入り，
ミルクを無理やり飲まされている姿しかみていなくて，会いに行
くのもつらかったこと，ほとんど抱っこができないまま退院とな
り，ミルクをあまり飲まない，泣きやまないでどうやって育てて
いいかわからなかったことを長い沈黙の後，あふれるように話し
ていきました。Gさんにとって赤ちゃんの存在は，自分のいのち
や存在を脅かす存在で，赤ちゃんと一緒にいることは，出産前後
の恐怖や辛さを呼び起されるものとなっていました。

　Gさん自身の母親との関係もうまくいっておらず，そのつらさ
や怖さをだれにも受け止めてもらえることなく，逆にGさんの
赤ちゃんへの接し方を責められているように感じていたようでし
た。それ以上にかかわりにくい赤ちゃんと二人きりで過ごす時間
は，Gさんにとってはつらいだけで，赤ちゃんと距離をとること
で，なんとかここまで過ごしてきたような状態だったことがうか
がわれました。Gさんから話される強い感情に圧倒されながら，た
だその思いを受け止め，〈すごくしんどかっただろうに，よくここ
まで赤ちゃんとやってきたね〉とつぶやくと，涙を流し，ずっと
子どもが欲しくて不妊治療をしていたこと，諦めて不妊治療をや

めた途端，この子を授かったこと，妊娠中，近所とのトラブルが
あって不安定になり，それがこの子に影響があるのではないかと
不安だったことなど，この子と出会うまでの思いを語っていきま
した。〈この子のことを考え，会えるのを楽しみにしていた〉と声
をかけると，「子どもが生まれること，育てることがこんなに大変
だと思わなかった」と涙を流しました。

　その後，親子教室に積極的に参加するようになり，スタッフに
サポートされる中で自然に赤ちゃんを抱き上げたり，上手に反応
を読み取ったりすることが増え，子どもとのやりとりがスムーズ
に進むようになっていきました。定期的な心理面接を続けながら，
その間隔が少しずつあき，周囲のサポートを必要に応じて利用し
ながら子育てをするようになっていきました。2歳になっても言
葉があまりでない子どもを連れて療育にも通い始め，3歳半で，子
どもは自閉スペクトラム症と診断されました。保育園入園や入学
など環境が変わる節目になると不安定になり，心理面接に訪れる
ものの，子どもの特徴をよくとらえて対応し，穏やかな親子関係
を築いていきました。

　出産や子育てがあまりにも当たり前になっている日常の中で，
「子どもをかわいがる母親」「献身的な母親」という側面が強調さ
れている現代社会では，子どもへの苛立ちや，拒否的感情はあって
はならないもののようにされ，子どもに対するネガティブな感情
をしっかりと受け止めてもらえる機会はあまりありません。しか
し，母親の子どもへの感情は，本来，両義的なものです。育児が
自分の思っていたようにすすんでいくことはなく，これまでのさ
まざまな思いが刺激されることで，子どもに対してマイナスの感
情が喚起されてしまうことも起こってきます。そうした時に，さ
まざまな思いを抱えたままの自分自身をも含めて，子どもととも
に“いる（being）”時間を支えてもらえることができるかが，親

と子の関係を支援していく上で必要な視点となってきます。しかし，乳幼児を目の前にしたとき，私たち自身も自分の心のうちを揺さぶられてしまいます。子どもに自分を重ねてしまうがゆえに，親に批判的になってしまったり，親の思いを受け止めきれないことも起こってくるでしょう。しかし24時間子どもと接し，長期にわたって子どもとかかわっていくのは親です。揺れながら，迷いながらも，日々子どもにむきあってきているのも親となります。親を批判するだけでも，何かを親子に指導する"doing"だけでも，親と子の力を引き出すことはできません。

　親子を支援していくことは，子どもと家族が，それぞれの子どもらしく，その家族らしく生きていけるように，その力を大切にしながら援助していくことです。その援助の基本は，ウィニコットのいう「抱きかかえる（holding）機能」を乳幼児と母親に差し伸べることであると渡辺（2000）は指摘しています。家族がほっと安心でき，希望のもてる明るい気持ちで我が子とむきあえるように，また家族の温かい見守り手を増やしていくことで，親自身が必要な時に必要な支援を利用しながら，その時期を自分たちの力でのりこえていくことができていけるよう，多職種，多機関が柔らかな連携を取りながら支援をしていくことがのぞまれます。

　　文　　　献

浅井朋子・杉山登志郎・海野千畝子（2002）育児支援外来を受診した児童79人の臨床的検討．小児の精神と神経，42(4);293-299.

Brazelton TB, Nugent KJ (1995) Neonatal Behavioral Assessment Scale, 3rd Ed. Keith Press, London.（亀山富太郎監訳，大城昌平・川崎千里・鶴崎俊哉訳（1998）ブラゼルトン新生児行動評価，第3版．医歯薬出版．）

永田雅子（2005）早期および新生児期の母子援助（特集：アスペルガー症候群―軽度発達障害とそだち（1）ライフステージとその対応）．そだちの科学，5;29-34.

大城昌平（2011）小さく生まれた赤ちゃん：あたたかなこころの発達ケアと

育児の方針．大学教育出版．

柳楽明子・吉田友子・内山登紀夫（2004）アスペルガー症候群の子どもを持つ母親の障害認識に伴う感情体験：「障害」として対応しつつ，「この子らしさ」を尊重すること．児童青年精神医学とその近接領域, 45(4); 380-392.

渡辺久子（2000）母子臨床と世代間伝達．金剛出版．

資料：知っておきたい用語集

Ⅰ．妊娠経過に関する用語

1．妊娠・分娩回数の数え方

施設により異なっていた記載方法が，2018 年より統一された。

1）妊娠回数の数え方：現在の妊娠を妊娠回数に入れる「経」を使用せず，「○妊○経」，

　あるいは「G●P●」と記載する（G = Gravida；妊娠回数，P = Para；出産回数）

2）分娩回数の数え方：妊娠 22 週以降の分娩を分娩回数に数える

3）多胎の数え方：一度に何人の児が生まれても妊娠回数は 1 回，分娩回数は 1 回となる

2．妊婦健診

　正常な妊娠経過であれば，初診～妊娠 11 週はおおむね 3 回程度，12 ～ 23 週は 4 週ごと，24 ～ 35 週は 2 週ごと，36 ～ 40 週は 1 週ごとで行われる。

3．妊娠・分娩の異常

1）妊娠高血圧症候群（HDP; Hypertensive Disorders of Pregnancy）：HDP は，妊娠の 7.3％に発症するとされる産科診療で比較的よく見かける症候群。妊娠時に高血圧（収縮期血圧 ≧ 140 かつ／または拡張期血圧 ≧ 90 mmHg）を認めた場合，妊娠高血圧症候群とする。発症原因は明らかではないが，胎盤の欠陥障害により胎児発育不全，胎児機能不全，常位胎盤早期剥離，腎障害などを誘発するため，安静入院が必要となる事が多い。2020 年に発刊された『産婦人科診療

ガイドライン─産科編』では，妊娠高血圧腎症，加重型妊娠高血圧腎症，重症妊娠高血圧，重症高血圧合併妊娠は入院管理を勧めている。

2）子癇（しかん）：妊娠20週以降分娩，産褥期に初めて意識障害を伴うけいれん発作を起こし，てんかんや二次性けいれんが否定される場合，子癇と診断される。妊娠子癇では，子癇発作後には胎児機能不全に陥りやすいので胎児健常性（well-being）を評価し，母体の状態安定化後に適切な方法で児の早期娩出を図ることが推奨されている。妊産婦がけいれんを発症した場合には，けいれんが収まったら，頭部CT検査や治療がなされる。

3）HELLP症候群：Hemolysis（溶血），Elevated Liver enzyme（肝酵素上昇），Low platelet（血小板減少）の3徴を呈する症候群。多くは妊娠末期に発症し，約90％にHDPの合併を認める。全分娩の0.2〜0.6％に発症し，経産婦や多胎妊娠に多い。妊婦および褥婦が上腹部症状（上腹部痛・心窩部痛・上腹部違和感），悪心・嘔吐，極度の倦怠感を訴えた場合，HELLP症候群・臨床的急性妊娠脂肪肝を疑う。HELLP症候群は母体脳出血のハイリスク因子であると指摘されている。症状によっては，急速に腎不全，肝性脳症，播種性血管内凝固症候群をきたすことから，母児管理が可能な高次施設へ搬送が早急に求められ，母子の生命を優先とした分娩を考慮することもある。分娩方法としては，経腟分娩に比して帝王切開の方が母児ともに有意に予後がよいとの報告がある。

4）妊娠糖尿病：妊娠中のスクリーニング糖代謝異常は，糖尿病合併妊娠（糖尿病と診断されていた女性が妊娠したもの）と，妊娠中に初めて見つかった糖代謝異常に分類される。妊娠初期の血糖コントロールと胎児形態異常の関連が指摘され

ており，母体の高血糖状態の継続は，流・早産，HDP の合併
だけでなく，胎児発育不全に陥る場合がある。また，妊娠期
間中に，胎児の高血糖状態が継続すると，巨大児の出生や多
血症・高ビリルビン血症，出生後の新生児低血糖に陥る場合
が多く，治療を要することが多い。

5）胎児機能不全：妊娠中あるいは分娩中に胎児の状態を評価
する臨床検査において「正常でない所見」が存在し，胎児の
健康に問題がある，あるいは将来（分娩終了までに）問題を
生じる恐れがあると判断された場合にいう。そのまま分娩が
進行すると胎児は低酸素症・酸血症により新生児仮死となり，
後遺症を残すこともある。また，胎児死亡に至る場合もある
ため，緊急帝王切開となる場合がある。

II．生殖補助医療技術（ART; Assisted Reproductive Technology）に関する用語

1．体外受精（IVF; In Vitro Fertilization）

卵巣から卵子を採り出し，体外で卵子に精子を振りかけるよう
にして受精を待つもの。受精卵（胚）は培養して子宮腔内へ移植
する。

2．顕微授精（ICSI; intracytoplasmic Sperm Injection）

体外受精の一つで，1個の精子を入れたガラス針を卵子に刺し
入れる受精方法。受精から胚移植までの過程は体外受精に同じ。

3．凍結融解胚移植

受精卵を凍結保存した後，溶かして子宮内に移植する方法。採
卵によって，複数の受精卵が得られた時に凍結して保存しておく
ことができる。

Ⅲ．胎児の発育障害に関する用語

1．心房中隔欠損（ASD; Atrial Septal Defect）

心房中隔欠損は右心房 − 左心房を隔てる筋肉の壁に欠損がある状態。

2．心室中隔欠損（VSD; Ventricular Septal Defect）

心室中隔欠損は右心室 − 左心室を隔てる筋肉の壁に欠損がある状態。新生児 1,000 人あたり 3 人の割合で存在することが知られており，子どもの先天性心疾患のうち約 20％を占める，最多頻度の疾患である。先天性心疾患は，約 100 人に 1 人（1％）の割合で起こる。心房中隔欠損は，その先天性心疾患の中の大体 7％を占める。治療の必要性や方法は，個人差が大きく，病気の程度，症状出現の時期によりタイミングが全く異なる。

3．二分脊椎症

神経管の閉鎖不全によって起こる先天奇形，葉酸不足による DNA 合成阻害が原因で背中左右の神経ヒダが癒合せずに神経管がむき出しになり，それを覆う椎弓も形成されないために胎児背部から髄膜，脊髄が飛び出してしまう病態。さまざまな神経障害が出現する可能性がある。出生直後から 48 時間以内に感染予防の目的で閉鎖術を行うことが一般的である。この他，水頭症に対して，「脳室腹腔シャント手術」が必要な場合もある。一般的に自宅退院は術後 1 カ月が目安である。

4．新生児先天性横隔膜ヘルニア（CDH; Congenital Diaphragmatic Hernia）

発生異常による先天的な横隔膜の部分的欠損により，胎児期より腹腔内臓器が胸腔内へ嵌入し，肺を圧迫することで肺の低形成をきたす。希少疾患のひとつで一部には現在も救命困難な最重症例が存在する。出生前診断に加えて，さまざまな治療法の進歩に

より最近では救命率も格段に向上しているが，後遺症や合併症を呈しやすく，2015年1月からは小児慢性特定疾患に指定されている。

出生直後より高度な呼吸・循環管理を要するため，出生前診断後は高度な治療が可能な医療機関に搬送され，予定帝王切開もしくは計画経腟分娩にて分娩を行う。CDH合併新生児の出生時には，気管挿管，人工呼吸管理，静脈路確保，薬剤投与，胃管挿入などの治療を速やかに行うことが奨められている。呼吸管理では，最初から高頻度振動換気法を使用し，現在では，対外式膜型人工肺（ECMO）などによる集中管理は推奨されていない。

5．胎児発育不全（FGR; fetal growth restriction）

妊娠中の胎児推定体重が，該当週数の一般的な胎児体重と比較して明らかに小さい場合。

母体側危険因子：【内科的合併症】高血圧，妊娠前の糖尿病，腎疾患，甲状腺疾患，自己免疫疾患，抗リン脂質抗体症候群，チアノーゼ型心疾患など，【HDP】，【生活習慣】喫煙，アルコール【薬物】シクロフォスファミド，バルプロ酸，ワルファリン【その他】低身長，出生時低体重，低出生体重児分娩既往，妊娠前のやせ，体重増加不良など。

6．多胎妊娠

妊娠初期（8週以降12週未満）に超音波検査結果をもとに絨毛膜と羊膜の数から膜性診断を行う。

この膜性の違いにより，双胎の妊娠は，MMツイン，MDツイン，DDツインに分類される。

1）一絨毛膜一羊膜(MMツイン：monochorionic monoamniotic twins) 双胎：臍帯相互巻絡などにより4〜20％が胎児死亡に至り，妊娠30〜36週でも4.5〜8％と高い胎児死亡率が報告されている。MM双胎では，妊婦・家族にこうしたリス

クについてあらかじめ説明を行う。

2）一絨毛膜二羊膜双胎（MD ツイン；Monochorionic Diamniotic Twins）：TTTS（後述）は 5 ～ 15%，一児の胎児発育不全は 5 ～ 10%，胎児死亡は 3 ～ 5 ％にみられる。そのため，早産児，低出生体重児等のハイリスク新生児が収容可能な施設での管理か，もしくはこうした施設と緊密な連携を取りながら管理を行う。

3）二絨毛膜二羊膜双胎（DD ツイン；Dichorionic Diamniotic Twins）：一般的に予後良好であるが，一児発育不全が生じる場合があり，定期的な健診が必要である。双胎では，二絨毛膜双胎に比べて一絨毛膜双胎の合併症発生率が高く，二絨毛膜双胎に比べて厳重な管理が必要であるので妊娠早期に膜性診断をしておくことが重要である。一般的に，双胎妊娠では単胎妊娠に比べて産科合併症の発生率が高い。

4）双胎間輸血症候群（TTTS; Twin-Twin Transfusion Syndrome）：一絨毛膜双胎では，胎盤血管吻合に起因する，一児の胎児発育不全，胎児死亡，無心体双胎などの特徴的な疾患群が存在する。一絨毛膜双胎の約 1 割に合併する。

VI．胎児診断技術に関する用語

1．胎児後頚部浮腫（Nuchal Translucency; NT）肥厚の検知

妊娠 11 週から 13 週頃に，胎児の後頚部（うなじのあたり）の皮下浮腫の厚さを測定し，21 トリソミーなどの染色体疾患に罹患している確率を推定する非確定的スクリーニング検査。NT がない胎児が必ずしも健常なわけではなく，妊娠中期以降に NT 肥厚が見えなくなることが多い。

2．母体血清マーカー検査

胎児が対象疾患に罹患している確率を算出する，採血による非

確定的スクリーニング検査。母体血清中の胎児あるいは胎盤由来ホルモン，またはタンパク質を測定し，胎児が 21 トリソミー，開放性神経管奇形，18 トリソミー，13 トリソミーに罹患している確率を推定する。複数のマーカー（目印）を組み合わせたクアトロ検査とトリプルマーカー検査がある。いずれも検出率は 80 ％程度であるが，5 ％の偽陽性率があり，陽性適中率も低い。さらに，超音波マーカー検査（NT 肥厚など）と組み合わせること（コンバインド検査）でより検出率を上昇させることができる。

3．絨毛検査（CVS ; Chorionic Villus Sampling），羊水検査

染色体疾患や特定の遺伝性疾患を対象とする確定的検査。超音波で観察しながら絨毛またや羊水を採取する侵襲的な手技であり，出血や破水，感染症などの合併症や流産，胎児死亡などのリスクがある。

4．臍帯穿刺

羊水検査等と同様に超音波で観察しながら胎児の臍帯に直接穿刺針を刺して胎児の血液を採取する方法

5．母体血を用いた新しい出生前遺伝学的検査（NIPT ; Non-invasive Prenatal Genetic Test）

NIPT は，母体血漿中に含まれる胎児由来の DNA 断片濃度を計算する低侵襲な出生前検査である。NIPT は妊娠 10 ～ 16 週に採血を行い，21 トリソミー（ダウン症候群），18 トリソミー，13 トリソミーについての確率（陽性，陰性，判定保留）を計算する検査である。NIPT は出生前遺伝学的検査の 1 つであり，確定診断ではないことから，その実施は，認定・登録された施設において出生前検査の遺伝カウンセリングとともに受診することが求められている。

Ⅴ．出産に関する用語

1．誘発分娩／促進分娩

　誘発分娩とは，経腟分娩可能で陣痛がない妊婦に人工的に陣痛を誘発する方法であり，子宮頸管熟化処置と子宮収縮薬投与が含まれる。陣痛促進とは，何らかの理由で子宮収縮剤投与による陣痛促進を指す。

2．帝王切開術（Caesarean Section）

　子宮を切開して胎児や胎児付属物（胎盤・羊水・卵膜）を娩出する帝王切開術には，手術日を決めて行う予定帝王切開術と分娩進行中の母児の急変により急速遂娩として行われる緊急帝王切開がある。

　帝王切開で出産した母親は，子どもが生まれた喜びや安堵感，陣痛からの解放感等の肯定的な感情を抱く一方で，自然分娩できなかった喪失感や母親としての失敗感，子どもへの罪悪感を抱きやすく，産後うつや母子関係確立が遅れるリスクが高いことが報告されている。また，緊急帝王切開は近年，DSM-Ⅳ（米国精神医学会「精神疾患の診断と統計マニュアル　第4版」）のPTSD（Post-traumatic Stress Disorder；心的外傷後ストレス障害）診断基準にある外傷的出来事に該当する体験になることもあることから，PTSDとの関連も明らかにされている。

3．バースレビュー（分娩体験の想起）

　褥婦の心理面や家族・社会的背景に触れながら，妊娠期に描いていた出産に対する思いや，出産体験を助産師とともに振り返り，褥婦が自己の出産に意味を見出すことを目的に行われる。

VI．新生児の分類

1．出生体重による分類

　出生体重 2,500 g 未満の赤ちゃんを低出生体重（Low Birth Weight；LBW）児，出生体重 1,500g 未満の赤ちゃんを極低出生体重（Very Low Birth Weight；VLBW）児，出生体重 1,000g 未満の赤ちゃんを超低出生体重（Extremely Low Birth Weight；ELBW）児という。また，出生体重 4,000g 以上の赤ちゃんを巨大児（Macrosomia）という。

2．在胎期間による分類

　在胎37週以上42週未満で生まれた赤ちゃんを正期産児（Term Infant），在胎 37 週未満で生まれた赤ちゃんを早産児（Preterm Infant），在胎 22 週以上 28 週未満で生まれた赤ちゃんを超早産児（Extremely Preterm Infant）という。また，在胎 42 週以上で生まれた赤ちゃんを過期産児（Post-term Infant）という。

3．出生体重と在胎期間による分類

　在胎期間に比べて出生体重の軽い赤ちゃんを LFD（Light For Dates），このうち出生体重だけでなく身長も小さい赤ちゃんを SFD（Small For Dates）と分類します。在胎期間に見合った出生体重をもった赤ちゃんを AFD（Appropriate Dor Dates），在胎期間に比べて出生体重の重い赤ちゃんを HFD（Heavy For Dates）と分類する。

VII．新生児の疾患・病態

1．NICU 入院児の主な疾患・病態

1）新生児仮死

　胎内から胎外への環境の変化において，呼吸・循環の移行が円滑に行われないために起こる多臓器不全。Apgar Score で評価が

され，皮膚色，心拍，反応性（啼泣），活動性（筋緊張），呼吸で
評価され，1分値で，0〜3点が重症仮死とされる。

　2）呼吸器系

　TTN（Transient Tachypnea of the Newborn；新生児一過性
多呼吸）：肺水の吸収遅延による頻呼吸主体の呼吸障害。基本的に
は軽症で，72時間以内に改善することが多い。

　RDS（Respiratory Distress Syndrome；呼吸窮迫症候群）：肺
サーファクタントの欠乏による酸素化換気障害をきたす呼吸障害。
在胎22〜24週の発症率は9割を超える。

　CLD（Chronic Lung Disease；慢性肺疾患）：未熟肺に，子宮
内での感染や人工呼吸による肺損傷などさまざまな要因が加わっ
て生じる。生後28日あるいは，修正満期において，酸素投与や
呼吸補助が必要であるということなどで定義される。

　3）循環器系

　PDA（Patent Ductus Arteriosus；動脈管開存症）：早産児に
おいて生理的な動脈管の自然閉鎖が遅延した状態。

　PPHN（Persistent Pulmonary Hypertension of the
Newborn；新生児遷延性肺高血圧症）：通常，出生直後の呼吸開
始により肺血管抵抗が低下するが，何らかの原因によって高い肺
血管抵抗が遷延した状態。

　LCC（Late-onset Circulatory Collapse；晩期循環不全）：早
産児の日齢7日以降の急性期離脱後に突然の低血圧・尿量減少を
きたす循環不全。

　4）消化器系

　GER（Gastroesophageal Reflux；胃食道逆流症）：胃内容物
が食道に逆流する状態であり，生理的にみられる嘔吐である。体
重増加不良や呼吸器症状がある場合は胃食道逆流症（GERD；
Gastroesophageal Reflux Disease）として治療の対象となる。

NEC（Necrotizing Enterocolitis；壊死性腸炎）：消化器症状のみではなく，敗血症用の全身症状やショックなど多様な症状が認められる。消化管穿孔や広範な腸管壊死により，外科的治療の適応となった場合は，予後不良とされる。

FIP（限局性腸穿孔）：新生児紀期に発症する NEC 知見を伴わない腸管穿孔。低出生体重児に多い。Spontaneous Intestinal Perforation（SIP），Local Intestinal Perforation（LIP）ともよばれる。

新生児敗血症：新生児期に発生する侵襲性感染症であり，通常は細菌性である。微候は非特異的なものが多数あり，具体的には自発運動の現象，哺乳力低下，無呼吸，徐脈，体温調節障害，呼吸窮迫，嘔吐，下痢，腹部膨隆，Jitteriness，痙攣，黄疸などがある。

5）脳・神経系：

HIE（Hypoxic-ischemic Encephalopathy；低酸素性虚血性脳症）：新生児仮死等による低酸素・虚血により神経細胞が障害され，意識障害，筋緊張低下，新生児発作などの症状を呈する疾病。

IVH（Intraventricular Hemorrhage；脳室内出血）：血管の脆弱性に止血凝固機能の未熟性に伴い，早産児で発症しやすい。妊娠 26 週ごろまでに増大し，満期にかけて次第に縮小する。Papile の分類では，Ⅲ度（脳室拡大を伴う）＋Ⅳ度（脳実質内出血を伴う）が重症とされる。

PVL（Periventricular Leukomalacia；脳室周囲白質軟化症）：主として在胎 32 週未満の早産児にみられる中枢神経系障害の一つ。新生児期には臨床症状を認めないが，経過とともに，痙性麻痺（脳性まひ（CP）の一つ），てんかんなどの神経学的症状が顕著となる。

6）眼科系

ROP（Retinopathy of Prematurity；未熟児網膜症）：毛細血管の未熟性に起因し，多くの症例は自然に治癒する。未熟性が強く，血管の成長が悪い場合は，網膜に増殖生変化が生じやすく，網膜光凝固治療が必要となる。極低出生体重児の8割に発症する。

7）感染

MRSA（Methillin-Resistant Stsphy lococcusaeures; メチシリン耐性黄色ブドウ球菌）：医療関連感染原因の場合は保菌者や感染症が多発すると病棟閉鎖となることがある。

2．モニターの表示

　赤ちゃんの呼吸数・心拍数・酸素飽和度などの情報（バイタルサイン，以下の項目）を連続的に測定・監視している，子どもにごとに異常サインを示す場合にアラーム青が鳴るように設定されている装置（モニター）が設置されている。新生児の数値の目安は下記となるが体格や状態による変動も大きい。

110 ～ 160 回／分

30 ～ 60 回／分

60 ～ 80mmHg

96％～ 99％

P（pulse；脈拍）／ HR（heart rate；心拍数）／ R（respiration；呼吸数）／ BP（blood pressure；血圧）／ SpO2（動脈血酸素飽和度）／ CRP（C反応性蛋白）：体内で炎症反応などが起きているときに数値が高くなる。

3．ケアに関する用語

DC（Developmental Care）：NICU における赤ちゃんの成長・発達を促すケアであり，早産で生まれた赤ちゃんに胎内にできるだけ近い環境を提供することで，赤ちゃんの成長発達を

促す。ポジショニング（胎児姿勢の維持），睡眠状態にあわせたケア，光と音への配慮などを含む。

IC（Informed Consent）：医療者が患者や家族に病状や治療方針などを説明し，患者や家族の同意を得たうえで治療を行うことを指す。NICU・GCU では主に父母に IC が行われ，医療者と父母が十分に話し合って赤ちゃんの最善の利益に基づいて治療方針を決定していくことになる。

FCC（ファミリー・センタード・ケア Family-centered care）：尊厳と尊重，情報の共有，参加，協働の4つを中核概念とした，患者家族中心のケアのこと。FCC を推進することで，ケアに対する親の理解度が深まったり，両親の心理的な健康状態と養育能力の向上，親子間の相互作用の促進や，家族機能の強化，子どもの心理的・身体的な健康状態の向上，スタッフ自身の仕事に対する肯定感・自己効力感が高まるなどの効果が報告されている。最近では，Patient-Family-Centered Care として，子どもを中心においた形へと発展してきている。

ポジショニング（positioning）：低出生体重児は，筋肉の働きが弱いために，胎内にいるときのように，軽く丸くなった姿勢を保つことができず，手を広げた状態で，だらりとした姿勢となりやすい傾向がある。そのため，不良姿勢の癖の予防や，正中位での運動の促進のために，姿勢管理を行うこと。バスタオルなどを使って，囲いをつくり，赤ちゃんの姿勢を軽く屈曲方向に指示し，姿勢の安定化を図る。呼吸や睡眠状態の安定や，ストレスを軽減できることが報告されている。

タッチケア（touch care）：NICU 入院児に対して，できるだけ早い時期から両親に赤ちゃんに触ってもらうケアを指す。赤ちゃんが触られることに対して，呼吸や心拍，行動が安定した段階で開始することができ，早産児の場合は，修正在胎 30

週前後が目安とされている。

ホールディング（holding；抱え込み）：両手で赤ちゃん全体を包み込むようにして，体の動きを軽く抑制し，赤ちゃんの安定を助けるケア。タッチケアとホールディングにより，体重増加や，呼吸機能の安定化，睡眠や覚醒の調整，発達の促進などに効果があることが報告されている。また両親が比較的早い段階から赤ちゃんに触れたり，抱っこできたりすることは，メンタルヘルスの改善や，親子の関係を築いていくプロセスを支えていくことができる。

カンガルーケア／早期母子接触（Kangaroo-care / skin-to-skin care）：カンガルーケアは 1978 年に南米コロンビアの都市ボゴタで保育器が不足していたため保温を目的にした未熟児の保育方法として始まった。おむつを着けただけの未熟児を親が素肌に胸と胸を合わせるように直接抱く方法。カンガルーケアには，保温効果，呼吸や睡眠状態の安定，母乳育児へのよい効果に加えて，親子関係を促進するなどが報告されている。全身状態が落ち着いた低出生体重児に対するカンガルーケア，集中治療下にある一時的なカンガルーケア，正期産児に出生直後に行う早期母子接触を分けて考え，どのような場面でも家族の心理社会的支援を整えることが推奨されている。

Ⅷ．出産前後の支援に関する用語

1．健やか親子 21（第 2 次）

　厚生労働省が策定した母子の健康水準を向上するための，国民運動計画で，第 2 次の期間は平成 27（2015）年度から 10 年間である。3 つの基盤課題のうちの 1 つが「切れ目のない妊産婦・乳幼児への保健対策」であり，各事業機関の連携体制を強化する

ことを掲げている。

2．妊娠期から子育て期までの切れ目のない支援（子育て世代包括支援センターの全国展開）

　子育て世代包括支援センターでは，地域のつながりの希薄化等により，妊産婦等の孤立感や負担感が高まっている中，妊娠期から子育て期までの支援を切れ目なく提供するために相談支援等を行うこととしている。平成28（2016）年4月1日時点で296市町村（720カ所）に設置されている。

3．産婦健康診査年表

　平成29（2017）年度予算案において，産後うつの予防や新生児への虐待予防等を図る観点から，産後2週間，産後1カ月などの出産後間もない時期の産婦に対する健康診査（母体の身体的機能の回復，授乳状況および精神状態の把握等）2回分にかかる費用を助成する「産婦健康診査事業」が多くの市町村で展開されている。産婦健康診査において，母体の身体的機能の回復，授乳状況および精神状態の把握等を実施することが求められており，産婦健康診査の結果，支援が必要と判断される産婦に対して，産後ケア事業（p. 176参照）を実施することも盛り込まれている。

4．特定妊婦（社会心理的・精神医学的リスク）

　児童福祉法第6条の3第5項に「出産後の養育について出産前から支援を行うことが特に必要と認められる妊婦」と定義されている。具体的には収入基盤が安定しない，家族構成が複雑，親の知的・精神的障害などで育児困難が予想される等があり，妊娠届の未提出，未受診妊婦を含む。産後に子育て困難に陥る可能性を低くするために，妊娠中から専門的支援を含めた支援を提供し，虐待のない関係性構築を目指す。

5．ハイリスク妊婦（身体医学的なリスク）

　妊娠中（出産時・出産後を含む）の高血圧・心臓疾患・糖尿病・

貧血などの合併症を発症した妊婦に対し，専門的なケアと治療を提供し，安全な分娩を目指す。

6．ハイリスク妊産婦連携指導料

　厚生労働大臣が定める施設基準に適合している産科または産婦人科を標榜する保健医療機関において，入院中の患者以外の患者の精神疾患を有する妊産婦に対して，当該患者の同意を得て，医師および保健師，助産師又は看護師が共同して精神科または心療内科および市町村（特別区を含むまたは都道府県と連携し，診療および療養上必要な指導を行った場合に，患者 1 人につき月 1 回に限り算定する。

　ハイリスク妊産婦連携指導料 1 （産後 2 月以内）は 1,000 点，指導料 2 （産後 6 月以内）は 750 点。

文　　献

有森直子編（2020）母性看護学 I　概論［第 2 版］：女性・家族に寄り添い健康を支えるウィメンズヘルスケアの追求．医歯薬出版．

Ayers S, Bond R, Bertullies S, Wijma K（2016）The aetiology of post-traumatic stress following childbirth: A meta-analysis and theoretical framework. Psychological Medicine, 46(6); 1121-34. doi: 10.1017/S0033291715002706

de Graaff LF, Honig A, van Pampus MG, Stramrood CAI（2018）Preventing post-traumatic stress disorder following childbirth and traumatic birth experiences: A systematic review. Acta Obstetricia et Gynecologica Scandinavica, 97(6); 648-656. doi: 10.1111/aogs.13291

厚生労働省雇用均等・児童家庭局総務課（2013）子ども虐待対応手引き（平成 25 年 8 月改正版）. https://www.mhlw.go.jp/seisakunitsuite/bunya/kodomo/kodomo_kosodate/dv/dl/120502_11.pdf（2022 年 2 月 22 日取得）

厚生労働省「健やか親子 21（第 2 次）」ホームページ．http://sukoyaka21.jp/mhlw.go.jp（2022 年 10 月 1 日取得）

国立研究開発法人国立循環器病院研究センターホームページ：https://www.

ncvc.go.jp/hospital/（2022 年 10 月 1 日取得）

丸山陽介（2013）妊娠高血圧症候群（HDP）の対応：概念／診断／病態／管理／注意点．https://slide.antaa.jp/article/view/ac00aad7062b496f（2022 年 8 月 20 日）

日本産科婦人科学会（2017）「妊娠・分娩回数のかぞえ方」について．https://www.jsog.or.jp/news/pdf/20171108_kazoekata_annai.pdf（2022 年 8 月 20 日）

日本産科婦人科学会・中井章人（2019）第 2 回妊産婦に対する保健・医療体制の在り方に関する検討会（2019 年 3 月 15 日）妊産婦の診療の現状と課題．https://www.mhlw.go.jp/content/12401000/000488877.pdf（2022 年 8 月 20 日取得）

日本産科婦人科学会倫理委員会，母体血を用いた出生前遺伝学的検査に関する検討委員会（2013）母体血を用いた新しい出生前遺伝学的検査に関する指針．https://www.jsog.or.jp/news/pdf/guidelineForNIPT_20130309.pdf

日本産科婦人科学会・日本産婦人科医会産婦人科（2020）診療ガイドライン―産科編．https://www.jsog.or.jp/activity/pdf/gl_sanka_2020.pdf（2022 年 2 月 22 日取得）

日本産婦人科医会（2017）妊産婦メンタルヘルスケアマニュアル―産後ケアへの切れ目ない支援にむけて．公益社団法人日本産婦人科医会．

仁志田博司編（2018）新生児学入門，第 5 版．医学書院．

Olde E, van der Hart O, Kleber R, et al（2006）Posttraumatic stress following childbirth: A review. Clinical Psychology Review, 26(1); 1-16.

楠田聡監修（2016）オールカラー最新 2 版 新生児の疾患・治療・ケア―家族への説明に使える！ イラストでわかる．メディカ出版．

新生児先天性横隔膜ヘルニア研究グループ編（2016）新生児先天性横隔膜ヘルニア（CDH）診療ガイドライン 第 1，2 版【実用版】．http://www.jsps.or.jp/wp-content/uploads/2019/06/9gamgh.pdf（2022 年 4 月 25 日取得）

日本脊髄外科学会ホームページ：二分脊椎症．http://www.neurospine.jp/original35.html

伊藤裕司（2021）重症先天性横隔膜ヘルニア（CHD）の新生児管理．日本周産期・新生児医学会雑誌，56(4); 688-699.

おわりに

　本書は，JSPS 科研費の助成を受け，作成した以下の DVD およ
び小冊子をもとに，新たに作成したものである。DVD は，東海
地区の助産師・NICU 看護師・心理職で構成した DVD 作成委員
会を立ち上げ作成したものであり，小冊子は，周産期心理士ネッ
トワークのメンバーを中心にした東海地区周産期心理職勉強会の
有志が作成した。なお，本書で使用した写真の一部は，小冊子お
よび DVD から抜粋をしたものである。

1）名古屋大学心の発達支援研究実践センター　DVD 作成委員会　2015 年
DVD　赤ちゃんとお母さんを支える―観察することで見てくること―
　　　撮影・編集　株式会社 CTV　MID　ENJIN
研修用マニュアル　監修・執筆　永田雅子
　執筆　岩山真理子・木全美智代・田中悠紀・丹羽早智子・野村香代・平岩
　　　　美緒・村井亜弥子・村木紘子・古田恵香
　＊JSPS 科研費 34330198 の助成を受けて作成した。

2）名古屋大学心の発達支援研究実践センター永田研究室　2020 年
妊娠期からの家族支援マニュアル―産科で働く心理職の心構え
　執筆　丹羽早智子・酒井玲子・三木有希・村木紘子・守村麻子・永田雅子
周産期からの家族支援マニュアル―NICU で働く心理職の仕事はじめ―
　執筆　五島亜弥子・野村香代・半田千尋・前原沙織・永田雅子
　協力　鳥居まさ美・涌井浩子・杉浦世絵
　＊JSPS 科研費 16K04343 の助成を受けて作成した。

索　　引

編著者

永田雅子（ながた・まさこ）　山口県生まれ。名古屋大学心の発達支援研究実践センター教授，博士（心理学）。公認心理師・臨床心理士
主な著書　「心理臨床における多職種の連携と協働―つなぎ手としての心理士をめざして」（編著，岩崎学術出版社），「周産期のこころのケア［新版］―親と子の出会いとメンタルヘルス」（単著，遠見書房），「心理的アセスメント」（編著，放送大学出版），「心の専門家養成講座⑨福祉心理臨床実践」（編著，ナカニシヤ出版），「公認心理師基礎用語集，第3版」（共編，遠見書房）ほか多数

執筆者

酒井玲子（さかいれいこ）（愛知医科大学病院こころのケアセンター　公認心理師・臨床心理士）
高橋由紀（たかはしゆき）（名古屋大学大学院医学系研究科総合保健学専攻看護科学コース准教授　助産師）
丹羽早智子（にわさちこ）（日本赤十字社愛知医療センター名古屋第一病院　公認心理師・臨床心理士）
野村香代（のむらかよ）（岐阜聖徳学園大学教育学部特別支援教育専修准教授　公認心理師・臨床心理士）
村井亜弥子（むらいあやこ）（名古屋市立大学医学部附属西部医療センター　公認心理師・臨床心理士）

親と子のはじまりを支える

妊娠期からの切れ目のない支援とこころのケア

2022年12月10日　第1刷

編著者　永田雅子
発行人　山内俊介
発行所　遠見書房

遠見書房

〒181-0001 東京都三鷹市井の頭2-28-16
TEL 0422-26-6711　FAX 050-3488-3894
tomi@tomishobo.com　http://tomishobo.com
遠見書房の書店　https://tomishobo.stores.jp

印刷・製本　大平印刷社

ISBN978-4-86616-157-0　C3011